煤炭与发电的健康经济学研究

王学斌　王钦云　著

上海大学出版社

·上海·

图书在版编目(CIP)数据

煤炭与发电的健康经济学研究 / 王学斌,王钦云著. -- 上海:上海大学出版社,2025.5. -- ISBN 978-7-5671-5259-5

Ⅰ.R1

中国国家版本馆CIP数据核字第2025PS0126号

责任编辑 严　妙
封面设计 缪炎栩
技术编辑 金　鑫　钱宇坤

煤炭与发电的健康经济学研究

王学斌　王钦云　著

上海大学出版社出版发行
(上海市上大路99号　邮政编码200444)
(https://www.shupress.cn　发行热线 021-66135112)
出版人　余　洋

*

南京展望文化发展有限公司排版
上海华业装璜印刷厂有限公司印刷　各地新华书店经销
开本 710 mm×1000 mm　1/16　印张9.75　字数160千字
2025年5月第1版　2025年5月第1次印刷
ISBN 978-7-5671-5259-5/R·112　定价 68.00元

版权所有　侵权必究
如发现本书有印装质量问题请与印刷厂质量科联系
联系电话: 021-56475919

序
PREFACE

煤炭燃烧会排放二氧化碳、一氧化碳、氮氧化物、二氧化硫和粉尘,显然这些均有害于人类健康,但是目前关于煤炭燃烧对居民健康影响的市级或县级数据的研究,依然是一个学术空白。这是因为煤炭既可以直接燃烧充当一次能源,也可以发电充当二次能源,而中国只有省级的煤炭平衡表数据的缘故。本书收集了我国所有发电厂的发电与煤耗数据,估算了地市级的煤炭消耗数据,并结合人口普查数据,估算了煤炭消耗对居民健康的影响。同时本书还估算了光伏发电和风力发电等新能源发电对煤炭资源的节约,这间接保护了居民健康。

本书的核心数据源之一是《中国电力工业统计资料汇编》,这是我国电力联合会非公开出版的内部年鉴,我们收集到的年鉴仅覆盖了2005—2012年,故而本书估算出的中国市级煤炭消耗数据和据此进行的对预期寿命、死亡率、婴儿死亡率等的估算对应的年份也是2005—2012年。虽然不能将数据更新到2023年,这对于学术研究来说,是略有缺憾的,但所幸的是本书的研究题目时效性并不强,所以我们的研究依然是有意义的。本书部分图表来自自然资源部、国家统计局、生态环境部、国家发展和改革委员会网站,其余为本书数据计量结果的展示,在此作统一说明。

本书还通过对东北某城市水泥厂的错峰停产和火电厂的污染物排放设施技术升级(水泥厂和火电厂都是燃煤大户)两个准自然实验进行调研,并匹配该城市的医保数据,采用DID模型估计出煤炭燃烧减少带来的发病率的下降和医疗支出的减少。

本书既是能源经济学和健康经济学领域的学术著作,也可以作为面向社会大众的科普读物。

本书的主要内容由四部分构成。第一章是背景知识与文献综述,第二章是市级煤炭消耗数据的估算和煤炭燃烧对居民预期寿命的影响,第三章是煤炭燃烧对居民发病率和医疗支出的影响,第四章是新能源发展对发电煤炭消耗的影响。

本书是上海市哲学社会科学规划办公室中青班专项课题《煤炭消耗对居民健康的影响》的结项成果。本书的出版得到了上海市社科规划办的资助,在此表示感谢。文中疏漏难免,敬请广大读者批评指正。

目录
CONTENTS

序 …………………………………………………………………… 001

第一章 煤炭与排放的背景知识与文献综述 ………………………… 001
 第一节 中国煤炭行业概况 ……………………………………… 001
 第二节 煤炭排放概述 …………………………………………… 025
 第三节 文献综述 ………………………………………………… 039

第二章 煤炭燃烧对居民健康的影响——基于地区数据的研究 …… 049
 第一节 市级煤炭数据的生成 …………………………………… 049
 第二节 煤炭消耗与预期寿命——基于工具变量法的估计 …… 051
 第三节 煤炭消耗与婴儿死亡率 ………………………………… 066
 第四节 煤炭消耗与预期寿命——基于断点回归的估计 ……… 072

第三章 煤炭燃烧对居民健康的影响——基于微观数据的研究 …… 094
 第一节 煤炭燃烧对公共健康最优影响半径的测算 …………… 094
 第二节 煤炭燃烧污染物排放与公众健康 ……………………… 098
 第三节 环境规制与公众健康及成本效益分析 ………………… 112

第四章 新能源发展与煤炭消耗 ·············· 119
  第一节 上网定价补贴与光伏发电 ·············· 119
  第二节 输电网络与新能源发电 ················ 127
  第三节 新能源发电与煤炭消耗 ················ 132

参考文献 ······································ 139

第一章 煤炭与排放的背景知识与文献综述

在能源体系中,煤炭长期占据着举足轻重的地位。尤其对作为世界上最大的煤炭生产国与消费国的中国来说,煤炭更是电力生产领域的关键支柱,为国家的经济发展与社会稳定提供了源源不断的动力。然而,煤炭在从开采到利用的一系列过程中,对环境和公众健康都产生了不可忽视的影响。接下来,我们将在第一章深入剖析中国煤炭行业的现状,探讨煤炭排放污染物的具体情况及其对健康的危害,并梳理相关重要文献,为后续深入研究煤炭与发电的健康经济学奠定基础。

第一节 中国煤炭行业概况

一、煤炭行业概况

(一)简介

煤炭,作为地球上储量最丰富且分布最广泛的化石燃料,其有机质主要由碳、氢、氧、氮和硫等元素构成。除此之外,还包含微量的磷、氟、氯和砷等元素。

(二)分类

在中国,煤炭的分类体系遵循一套科学的标准,这一体系首先依据煤炭的干燥无灰基挥发分等关键参数。如表1-1所示,煤炭总体上分为三大主要类别:无烟煤、烟煤和褐煤。其中,无烟煤的煤化程度是这三者之中最高的,其含碳量也是这三者之中最高的一种,更是拥有挥发分低和燃点高的特点,因此无烟煤可以作为较好的民用燃料和工业原料。而褐煤则是在这三者之中煤化程度最低的一种,不仅如此,其发热量也处于最后一位,故而一般只能作燃料来使用。在这三大类别的基础上,无烟煤和褐煤进一步根据其煤化程度和在工业上的特定用途被细分为三个和两个亚类。至于烟煤,则依据干燥无灰基挥发分和黏结性等更精细的指标细分为12个具体的类型,包括贫煤、贫瘦煤、瘦煤、焦煤、肥煤、1/3 焦煤、气肥煤、气煤、1/2 中黏煤、弱黏煤、不黏煤和长焰煤。烟煤的这 12 个具体类型,依先后顺序其煤化程度一级低过一级,挥发分则一级高过一级。

表 1-1 煤炭主要分类①

一级分类	二级分类	特点
无烟煤	无烟煤一号、无烟煤二号、无烟煤三号	煤化程度最高,挥发分低,含碳量最高,燃点高,是较好的民用燃料和工业原料
烟煤	贫煤、贫瘦煤、瘦煤、焦煤、肥煤、1/3 焦煤、气肥煤、气煤、1/2 中黏煤、弱黏煤、不黏煤、长焰煤	从左至右煤化程度逐渐变低,挥发分逐渐变高
褐煤	褐煤一号、褐煤二号	煤化程度最低,发热量最低,一般作燃料使用

进一步地,根据煤炭的不同用途和应用目标,中国的煤炭还可以被划分为三个主要的用途类别:动力煤、炼焦煤(也称主焦煤)和无烟煤。动力煤,主要是指那些用作动力能源的煤炭,更具体地说,就是用于火力发电的煤炭。这类煤炭的热值和挥发分相对较低,适合于发电用途。炼焦煤则因其中等或较低的挥发分和中等或较强的黏结性而特别珍贵,这种煤炭资源在我国相对有限,主要用于生产炼焦炭,而炼焦炭是钢铁生产过程中不可或缺的原料。因此,炼焦煤在钢铁行业和其他相关行业中扮演着至关重要的角色。

(三) 发展历程

自中华人民共和国成立以来,我国煤炭产业的发展历程可以划分为四

---

① 资料来源:自然资源部网站。

个主要阶段：煤炭产业的恢复阶段(1949—1952年)、建设与调整阶段(1953—1976年)、改革开放阶段(1977—1991年)以及市场化改革阶段(1992年至今)。

在煤炭产业的恢复阶段(1949—1952年)，新中国刚刚成立，为迅速恢复并发展生产力，我国专门设立了中央人民政府燃料工业部。在此期间，我国不仅致力于恢复煤炭生产，还依据计划，有条不紊地对国民政府遗留的旧煤矿实施现代化改造。1951年9月，为强化煤矿安全生产监管力度，我国在中央人民政府燃料工业部的架构之上，进一步组建了技术安全监察机构。到1952年末，国营煤矿的复产比例达到了83%，这无疑为社会主义建设事业筑牢了根基。进入建设与调整阶段(1953—1976年)后，我国原煤产量实现了快速增长，年均增长率达到了2%，这一时期的增长为国家的工业化进程提供了重要的能源支持。改革开放阶段(1977—1991年)标志着我国煤炭产业的一次重大转变。改革开放政策推行后，投入产出总承包制度随之引入。至1991年，年煤炭总产量攀升至10.84亿吨，累计吸引外资达17亿美元。彼时，我国自国外引进100套综采设备、100套掘进设备，以及部分选煤与开采设备，有力地满足了改革开放时期的能源需求。1992年，党的十四大召开，标志着社会主义市场经济体制的改革目标确立，明确了建设中国特色社会主义市场经济的发展路径，市场化改革阶段(1992年至今)正式开启。此后，煤炭行业步入全面改革的新阶段。经历亚洲金融危机后，经过调整，在21世纪的头10年，煤炭采选业迎来黄金发展期，为我国经济的高速增长提供了关键的能源支撑。

二、煤炭产业发展背景

(一) 经济

由于煤炭产业的产能释放周期相对较长，未来产能的增长将主要依赖于该行业的固定资产投资状况。从国家统计局公布的数据来看，自2015年以来，中国煤炭开采和洗选业的固定资产投资额呈现了先下降后上升的总体趋势。2015—2017年，投资额逐年下降至最低点。而2017年至今，投资额的总体趋势则转为上升。这一变化反映出煤炭行业在经过一段时间的调整后，投资活动开始逐渐恢复，预示着产能增长的新周期即将到来。

(二) 政策

2024年8月,国务院新闻办公室发布的《中国的能源转型》白皮书指出,中国的能源转型,立足于高质量发展,加快构建清洁低碳、安全高效的新型能源体系。煤炭行业的政策焦点越来越多地集中在向高质量、清洁低碳方向的转型上,同时强调提升煤矿工作的安全性和规范性,推动行业向高质量、清洁化、智能化的方向发展。2016年12月,国家发布的《煤炭工业发展"十三五"规划》明确提出,到2020年,要基本建立一个集约、安全、高效、绿色的现代煤炭工业体系。紧接着,2017年2月,《煤炭深加工产业示范"十三五"规划》鼓励煤炭行业抓住供给侧结构性改革的机遇,推动产业发展,重点推进煤制油、煤制天然气等五类模式以及通用技术装备的升级示范。2018年4月,《关于做好2018年重点领域化解过剩产能工作的通知》提出,力争化解过剩产能1.5亿吨左右,确保8亿吨左右煤炭去产能目标实现三年"大头落地",同时坚定不移处置"僵尸企业",提高南方地区煤矿产能退出标准。2019年10月发布的《关于加大政策支持力度进一步推进煤电联营工作的通知》,积极倡导并支持煤炭及电力企业,通过煤电一体化、煤电交叉持股、煤电企业合并重组等多种形式,大力开展煤电联营工作。随后,2020年2月出台的《关于加快煤矿智能化发展的指导意见》着重指出,须秉持新发展理念,将供给侧结构性改革作为主线,把科技创新视为根本动力,以此推动智能化技术与煤炭产业融合发展,全方位提升煤矿智能化水平。2020年6月发布的《关于做好2020年重点领域化解过剩产能工作的通知》着重强调,务必保证去产能任务在2020年末全面完成。2020年9月,《煤炭矿区总体规划管理规定(修订征求意见稿)》中提到,规划总规模超过1 000万吨/年的矿区,其总体规划由国家发展和改革委员会审批;规划总规模1 000万吨/年及以下的矿区,其总体规划由省级煤炭矿区总体规划管理部门审批。2021年6月出台的《煤炭工业"十四五"高质量发展指导意见》明确规划,到"十四五"末,将国内煤炭产量稳定控制在41亿吨左右,把全国煤炭消耗量控制在42亿吨左右,使煤炭年均消费增长率维持在1%左右。同时,全国煤矿数量要控制在4 000处以内,确保大型煤矿产量占比达到85%以上。2021年12月,《国家矿山安全监察局综合司关于进一步加强煤矿防灭火和瓦斯防治工作的通知》强调,要严厉打击通风系统不健全、防灭火措施落实不到位、瓦斯超限作业等行为。这些政策和规划体现了国家对煤炭行业转型升级、提高安全生产水平和促进绿色发展的坚定决心。

三、煤炭产业发展现状

(一) 储量

根据自然资源部发布的《中国矿产资源报告(2024)》我们可以了解到,截至2023年底,中国的煤炭储量达到了2 185.7亿吨,相较于2022年底的2 070.12亿吨,实现了5.6%的增长。这一增长显示出中国在煤炭资源勘探方面的积极进展。

在矿产勘查投资方面,用于煤炭勘查的投资额达到了19.72亿元人民币,这在563个矿产勘查项目中占据了相当的比例,表明煤炭勘查在全部矿产中的投入资金排名相当靠前。全国完成阶段性勘查的矿产地共计428处,其中煤炭以22处完成阶段性勘查矿产地的数量位列第二,显示出煤炭勘查的活跃度和重要性。

在完成阶段性勘测矿产地数量的排行榜中,建筑用灰岩以50处排名第一,煤炭以22处紧随其后排名第二,水泥用灰岩以20处排名第三,普通萤石以19处排名第四,金矿以18处排名第五。这一排名不仅反映了各类矿产的勘查活跃度,也揭示了煤炭在地质勘查中的重要地位。

省级地质勘查基金的投入有所增加,找矿成果显著。例如,内蒙古伊金霍洛旗纳林希里,新增资源量达到了32亿吨;新疆哈密市大南湖,新增资源量为25亿吨;陕西榆林市榆横,新增资源量为19亿吨。这些新增资源量的发现,进一步巩固了内蒙古鄂尔多斯、新疆哈密、三塘湖、宁夏吴忠、黑龙江鸡西等地区的煤炭资源基地的地位,它们在能源保供方面将发挥至关重要的作用。

综合自然资源部公布的2021—2023年全国矿产资源储量统计表,并按照《固体矿产资源储量分类》(GB/T 17776—2020)的标准进行汇总,以此得到了2020—2023年全国已探明煤炭资源储量的统计数据。这些数据未包括香港特别行政区、澳门特别行政区和台湾地区的相关数据,且所统计的储量均为保有量,即截至统计基准日的现有存量。具体数据如下:2020年为1 622.88亿吨、2021年为2 078.85亿吨、2022年为2 070.12亿吨、2023年为2 185.7亿吨。这些数据为我们提供了中国煤炭资源储量变化的清晰脉络,也反映了中国在煤炭资源勘探和开发方面持续努力的成果。

在地理分布特征方面,尽管自然资源部发布的2023年全国矿产资源储量统计表并未提供详细的省级统计数据,但我们可以参考自然资源部2023年5月发布的2022年全国矿产资源储量统计表来了解中国煤炭资源的地域分布情况。中国的煤炭资源分布呈现出明显的"北富南贫,西多东少"的特点。具体来说,北方地区的煤炭资源,主要分布于山西、内蒙古、新疆、陕西、宁夏、河南和甘肃等省份,这些地区的基础储量占到了全国基础储量的大约80%,其中山西、陕西、内蒙古和新疆的煤炭资源尤为丰富。

进一步细化到各个省份的煤炭资源储量,我们可以看到超过百亿吨的省份有以下几个:山西省的煤炭资源储量高达483.1亿吨,占全国储量的23.34%,在所有省份中位列第一;内蒙古自治区以411.22亿吨的煤炭资源储量紧随其后,占全国储量的19.86%,位居第二;新疆维吾尔自治区的煤炭资源储量为341.86亿吨,占全国储量的16.51%,排在第三位;陕西省的煤炭资源储量为290.97亿吨,占全国储量的14.06%,位列第四;贵州省的煤炭资源储量为137.30亿吨,占全国储量的6.63%。

根据自然资源部2022年7月发布的2021年全国矿产资源储量统计表以及2021年7月发布的2020年全国矿产资源储量统计表,从整体趋势来看,我国2020—2022年煤炭资源储量排名第一的省份始终为陕西省。在煤炭储量排名前7的省份中,除了陕西省,还有新疆维吾尔自治区、内蒙古自治区、山西省、贵州省、云南省和安徽省。这7个地区的煤炭储量占全国的比例稳定在85%左右,具体数值分别为:2020年的85.03%、2021年的84.91%、2022年的86.41%。这些数据充分展示了中国煤炭资源在地理分布上的集中性,以及这些资源丰富省份在我国能源格局中的重要地位。更多详细的数据均在表1-2中有所体现。

表1-2 2020—2022年全国煤炭资源储量统计表[①]

地区	2022年储量(亿吨)	占比(%)	排序	2021年储量(亿吨)	占比(%)	排序	2020年储量(亿吨)	占比(%)	排序
全国	2 070.12			2 078.85			1 622.88		
北京	0.97	0.05	23	0.97	0.05	23	0.97	0.06	23
天津	0	0.00	27	0	0.00	28	0	0.00	29

① 数据来源:国家统计局网站。

续　表

地区	2022年储量（亿吨）	占比（%）	排序	2021年储量（亿吨）	占比（%）	排序	2020年储量（亿吨）	占比（%）	排序
河北	24.22	1.17	13	26.42	1.27	14	26.05	1.61	12
山西	483.1	23.34	1	494.17	23.77	1	507.25	31.26	1
内蒙古	411.22	19.86	2	327.02	15.73	3	194.47	11.98	3
辽宁	10.72	0.52	15	11.51	0.55	15	12.57	0.77	15
吉林	4.88	0.24	17	6.96	0.33	17	7.03	0.43	16
黑龙江	36.68	1.77	11	36.99	1.78	11	25.81	1.59	13
上海	0	0.00	27	0	0.00	28	0	0.00	29
江苏	3.09	0.15	18	3.14	0.15	19	3.74	0.23	18
浙江	0.15	0.01	24	0.15	0.01	25	0.15	0.01	25
安徽	57.25	2.77	7	59.95	2.88	7	58.27	3.59	6
福建	1.92	0.09	20	2.65	0.13	20	2.5	0.15	19
江西	1.84	0.09	21	1.89	0.09	21	2.1	0.13	21
山东	32.85	1.59	12	33.43	1.61	12	41.32	2.55	8
河南	44.43	2.15	9	45.05	2.17	9	33.65	2.07	10
湖北	0.13	0.01	25	0.17	0.01	24	0.1	0.01	27
湖南	2.57	0.12	19	4.89	0.24	18	4.86	0.30	17
广东	0	0.00	27	0.01	0.00	27	0.01	0.00	28
广西	1.51	0.07	22	1.73	0.08	22	0.88	0.05	24
海南	0	0.00	27	0	0.00	28	0	0.00	29
重庆	0	0.00	27	0	0.00	28	1.87	0.12	22
四川	10.78	0.52	14	28.98	1.39	13	26.66	1.64	11
贵州	137.3	6.63	5	134.9	6.49	5	91.35	5.63	5
云南	67.13	3.24	6	74.12	3.57	6	44.54	2.74	7
西藏	0.11	0.01	26	0.11	0.01	26	0.11	0.01	26
陕西	290.97	14.06	4	310.62	14.94	4	293.90	18.11	2
甘肃	40.38	1.95	10	41.5	2.00	10	15.31	0.94	14
青海	9.88	0.48	16	10.02	0.48	16	2.26	0.14	20
宁夏	54.18	2.62	8	56.98	2.74	8	35.01	2.16	9
新疆	341.86	16.51	3	364.52	17.53	2	190.14	11.72	4

(二) 产量及消费量

根据1985年、1990年、1995—2022年的中国统计年鉴披露的煤炭平衡表,得到煤炭以原煤产量计的生产量和消费量,如图1-1和表1-3所示。从总体趋势来看,1985—2022年,中国的煤炭生产量和消费量整体呈现增长趋势,生产量从1985年的87 228.4万吨增长到2022年的455 855万吨,消费量从1985年的81 603万吨增长到2022年的448 246万吨。1985—2005年,中国煤炭生产量和消费量虽然偶有回落,但是基本趋势是稳定增长。特别是1990—2005年,生产量和消费量的年增长率较高,这一时期中国经济快速增长,对能源的需求急剧增加,煤炭作为主要能源之一,其生产和消费量也随之大幅上升。在1996年和1997年,生产量和消费量的变化出现了一些差异,生产量有所下降,而消费量继续增长,这反映了当时中国经济结构的调整和能源需求的变化。从2013年开始,中国的煤炭生产量和消费量之间的差距开始增大,进入了产能过剩阶段,国家开始逐步去产能,特别是在2016年,生产量出现明显下降,而消费量仍然较高,这与国家推动的去产能政策有关,旨在减少煤炭行业的过剩产能。生产量和消耗量两者之间的关系在大多数年份中是消费量略高于生产量,这表明中国在该时期需要进口煤炭以满足国内需求。然而,从2016年开始,生产量逐渐接近或超过消费量,这意味着国内产能的恢复和增长。尤其是2010年以后,中国的煤炭生产

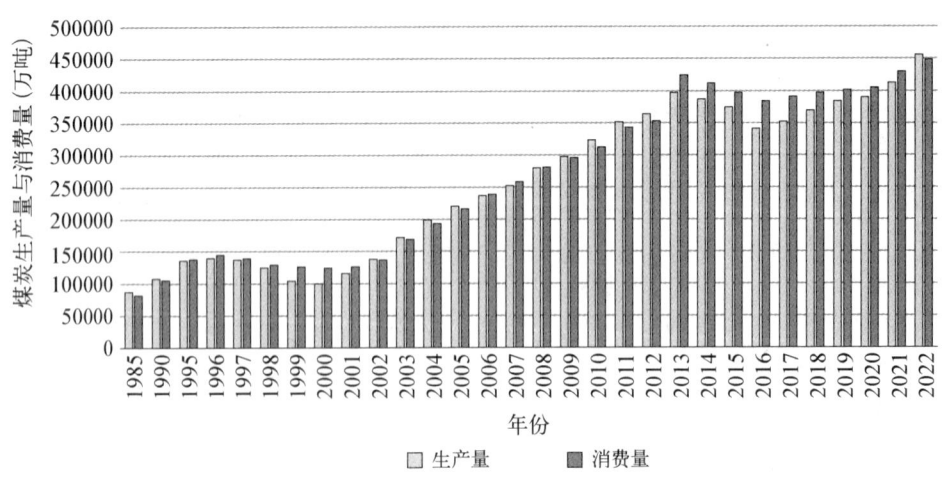

图1-1 1985—2022年全国煤炭产量及消费量

量和消费量均达到历史高位。2011年生产量突破350 000万吨,消费量也超过340 000万吨。尽管2016年有所下降,但随后几年又恢复增长。到2021年,生产量和消费量分别达到412 583万吨和429 576万吨,2022年进一步增加到455 855万吨和448 246万吨。增长率方面,1985—2022年间,煤炭生产量的年均增长率约为6.3%,而消费量的年均增长率约为6.1%。这表明生产量的增长略快于消费量的增长。这些数据揭示了中国煤炭行业在过去几十年中的快速发展,以及近年来为应对环境和经济挑战而进行的结构调整。尽管煤炭仍然是中国的主要能源之一,但随着清洁能源的推广和能源结构的优化,煤炭行业正面临转型和升级的压力。

表1-3 全国煤炭产量及消费量① 单位:万吨

年 份	生 产 量	消 费 量
1985	87 228.4	81 603
1990	107 988.3	105 523
1995	136 073.1	137 676.5
1996	139 669.9	144 734.4
1997	137 282	139 248
1998	125 000	129 492.2
1999	104 500	126 365.3
2000	99 800	124 537.4
2001	116 078	126 211.3
2002	138 000	136 605.5
2003	172 200	169 232
2004	199 232.4	193 596
2005	220 472.9	216 722.5
2006	237 300	239 216.5
2007	252 597.4	258 641.4
2008	280 200	281 095.9

① 数据来源:国家统计局网站。

续表

年份	生产量	消费量
2009	297 300	295 833.1
2010	323 500	312 236.5
2011	351 600	342 950.2
2012	364 500	352 647.1
2013	397 432.2	424 425.9
2014	387 391.9	411 613.5
2015	374 654	397 014
2016	341 060	384 560
2017	352 356	391 403
2018	369 774	397 452
2019	384 633	401 915
2020	390 158	404 860
2021	412 583	429 576
2022	455 855	448 246

根据中华人民共和国自然资源部发布的《中国矿产资源报告(2024)》，我们可以了解到，煤炭开采和洗选业与上一年相比实现了12.1%的增长。这一增长率显示了煤炭行业的活力和对经济的贡献。在能源安全稳定供应的背景下，2023年我国一次能源生产总量达到了48.3亿吨标准煤，相较于上一年增长了4.2%。这一增长标志着能源产量达到新高，反映了我国在能源生产方面的进步和能力提升。

特别值得一提的是，2023年，煤炭产量攀升至47.1亿吨，较上一年度增长3.4%，成功刷新历史纪录。这一产量的增加不仅保障了国家的能源安全，也为经济的稳定增长提供了坚实的能源基础。这些数据共同描绘了我国煤炭行业的发展态势，以及在能源安全和供应能力方面的积极表现。另外根据国务院国资委公布的信息，2023年中央煤炭企业在确保安全合规的前提下，显著增强了煤炭开采力度，以确保电煤供应的稳定性。这一年，中央煤炭企业全年累计产煤量达到了11.3亿吨,相较于上一年增长了4.5%,创下了新的年度产量纪录。具体来说,这些企业平均每天的煤炭产量达到了308.3万吨,这一数字不仅显示出中央煤炭企业在提高产能方面的努力,也反映了中国在能源供应保障方面取得的成效。

(三) 进出口

根据2010年至2022年中国统计年鉴披露的煤炭平衡表,得到全国煤炭进口量和出口量,如表1-4和图1-2所示。可以看出,从1985—2022年,中国的煤炭进口量和出口量经历了显著的变化。从进口量增长趋势上来看,自1985年以来,中国的煤炭进口量总体呈现上升趋势。1985年的进口量为230.7万吨,到了2022年,这一数字增长至29 370万吨,显示了煤炭进口需求的显著增加。特别是从2002年开始,进口量有了显著的增长,2002年的进口量为1 125.8万吨,而到了2013年,进口量激增至32 701.8万吨,创下了历史新高。从出口量变化来看,与进口量相比,出口量的变化较为平稳,但也显示出一定的下降趋势。1985年的出口量为777万吨,而到了2022年,出口量减少至401万吨。这一趋势反映了国内煤炭需求的增加以及在国际市场竞争力的变化。从增长率的角度来看,中国的煤炭进口量在某些年份有显著的增长。例如,2023年中国煤炭进口量同比增长61.8%,达到4.74亿吨,创下历史新高,同年,中国出口煤炭量为447万吨,同比增加了11.7%。因此,中国的煤炭净进口量为4.7亿吨。这一增长率反映了中国煤炭市场需求的强劲。从贸易逆差角度看,中国的煤炭行业主要以进口为主,贸易逆差整体呈扩大趋势。2022年,中国煤炭进口量达到29 370万吨,出口量为401万吨,显示了中国对煤炭的净进口量较大。从进口来源国变化的角度看,中国的煤炭进口来源国也有所变化。例如,2023年12月,中国从印尼进口煤炭2 114.81万吨,占比44.7%,从俄罗斯进口761.37万吨,占比16.1%。这些数据显示了中国煤炭进口来源的多元化。从政策影响的角度看,政策变化对中国煤炭进出口量也有显著影响。例如,2023年在进口煤价格优势明显以及进口零关税执行的情况下,中国煤炭进口量创下新高。综上所述,这些数据描绘了中国煤炭贸易的发展趋势,特别是进口量的显著增长和出口量的相对减少,以及中国在全球煤炭市场中的重要地位。

表 1-4　1985—2022 年全国煤炭进口量及出口量① 　　　　　单位：万吨

年　份	进口量	出口量
1985	230.7	777
1990	200.3	1 729
1995	163.5	2 861.7
1996	321.7	3 648.4
1997	201	3 073
1998	158.6	3 229.7
1999	167.3	3 743.9
2000	217.9	5 506.5
2001	266	9 012.9
2002	1 125.8	8 389.6
2003	1 109.8	9 402.9
2004	1 861.4	8 666.4
2005	2 617.1	7 172.4
2006	3 810.5	6 327.3
2007	5 101.6	5 318.7
2008	4 034.1	4 543.4
2009	12 584	2 239.6
2010	16 309.5	1 910.4
2011	18 209.8	1 465.8
2012	28 841.1	927.5
2013	32 701.8	750.8
2014	29 122	574.2
2015	20 406	534
2016	25 555	879
2017	27 093	809
2018	28 210	494
2019	29 977	603
2020	30 361	319
2021	32 327	261
2022	29 370	401

① 数据来源：国家统计局网站。

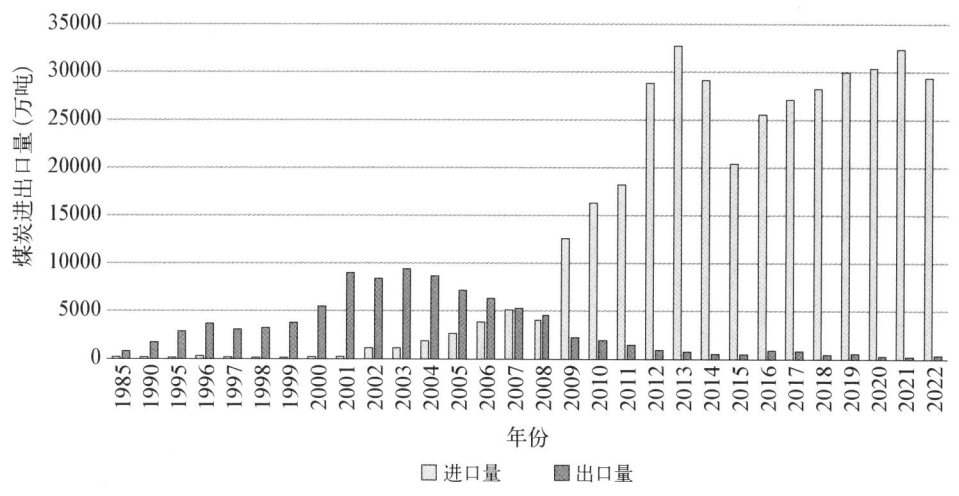

图 1-2　1985—2022 年全国煤炭进口量及出口量①

另外,在 2023 年,中国实行了煤炭进口零关税政策,这一政策显著降低了进口成本,增强了国内煤炭供应的稳定性。在这一政策的支持下,来自印尼的煤炭供应量充足,俄罗斯的煤炭贸易向东转移,澳大利亚煤炭的进口限制得到放宽,蒙古煤炭的通关流程实现常态化。此外,由于 2022 年的暖冬影响,欧洲地区的煤炭库存未能得到有效消化,导致 2023 年西方国家的煤炭需求不足,库存外溢,进而使得更多的煤炭资源转移到亚太地区。同时,国际煤炭价格在波动中呈现下行趋势,与国内相同热值的煤炭相比,进口动力煤的价格更具优势,这激发了国内终端用户的采购积极性,推动了煤炭进口量的持续增长。这一趋势不仅反映了国际能源市场的变化,也显示了中国在全球煤炭市场中的重要地位和影响力。

(四) 能源消耗

2023 年,中国能源消费总量实现了 57.2 亿吨标准煤的规模,相较于上一年增长了 5.6%,这一增长率反映了能源需求的稳定增长趋势。然而,同年煤炭在中国能源消费总量中的占比有所减少,为 55.3%,相较于上一年度下降了 0.7 个百分点。这表明尽管煤炭消耗量仍在上升,但其在整个能源消费结构中的比例正在降

---

① 数据来源:国家统计局网站。

低。特别值得关注的是,随着中国能源消费结构的不断优化,煤炭在能源生产结构中的比例也在持续降低,从 2014 年的 65.8%降至 2023 年的 55.3%。与此同时,清洁能源消费量在能源消费总量中的占比持续增加,天然气、水电、核电、风电和太阳能发电等清洁能源的占比从 2014 年的 16.9%增加到 2023 年的 26.4%,与 2022 年相比也上升了 0.4 个百分点。这一变化显示了中国能源结构向更加清洁、低碳方向的积极转型。在能源效率方面,2023 年全国每万元国内生产总值的能耗比上一年下降了 0.5%,这一下降趋势表明中国能源利用效率正在逐步提高。在过去的 10 年中,煤炭消耗量在一次能源消费中的占比下降了 10.5 个百分点,这一变化反映了中国在减少对煤炭依赖和推动能源结构转型方面取得了显著进展。

从行业视角分析,电力、化工、建材和钢铁行业是中国煤炭消耗的主要领域。根据中国电力企业联合会发布的数据,2023 年,全国煤电发电量占总发电量的比重为 57.9%,大约为 5.48 亿千瓦时,相较于上一年略有下降,降幅为 0.6%。这一变化可能与能源结构的调整和清洁能源发电比例提升有关。在钢铁行业,由于钢材出口的增加,2023 年钢铁需求呈现增长态势。依据国家统计局公布的数据,2023 年中国生铁产量达 8.71 亿吨,相较于上一年度,呈现出 0.7%的增长态势。这是近 3 年来的首次正增长;粗钢产量为 10.19 亿吨,与前一年持平,这表明钢铁行业对煤炭的需求保持稳定。在建材领域,尤其是水泥行业,2023 年的产量呈现下降趋势,全国水泥产量为 20.2 亿吨,同比下降 0.7%,这一下降可能与建筑市场需求减少和行业调整有关。在煤化工行业,2023 年甲醇的周均产量达到 162 万吨,同比增长 4%;尿素产量达到 6 103 万吨,同比增长 8.29%。这些数据表明煤化工行业在 2023 年保持增长势头,对煤炭的需求有所增加。总体来看,2023 年钢铁和化工行业的旺盛需求对煤炭消耗量的增长起到了推动作用,同时也对煤炭的市场价格起到了一定支撑作用。这些行业的需求变化直接或间接影响了煤炭市场的走势,显示出煤炭作为能源和原料在中国经济发展中的重要性。

煤炭作为一种多用途的能源,既可以直接作为一次能源使用,也可以经过加工和转化作为二次能源使用。具体来说,煤炭作为一次能源时,其主要应用方式包括直接燃烧、取暖和供热以及作为化工原料。直接燃烧是煤炭最基础的应用形式,常见于发电厂,即通过燃烧煤炭产生热能,进而加热水产生蒸汽,推动蒸汽轮机发电。此外,在工业领域,煤炭也被用作高温炉的燃料,尤其是用于钢铁和水泥的生产过程。在家庭和商业建筑方面,在农村地区和一些发展中国家中,煤炭也被广泛用于取暖和供热。当煤炭作为化工原料时,它可以通过化学加工过程转化为多种化学品,例如通过煤焦化产生的焦炭,以及甲醇、合成氨等煤化工产品。而当煤炭作为二次能源时,其应用方式更为多样,包括电力生产、煤气化和液化、煤层气(瓦斯)的开发,以及氢能生产。电力生产是煤炭作为二次能源的主要应用,即将燃烧煤炭产生的热能转化为电能。根据《中国能源大数据报告(2024)》,中国约1/3以上的煤炭用于发电,平均发电耗煤为标准煤 370 g/(kW·h)左右。煤气化和液化技术可以将煤炭转化为合成气,其主要成分包括氢气和一氧化碳,这些合成气可以进一步液化成液体燃料或用于化工产品的生产;煤液化技术则能将煤炭转化为如煤制油这样的液体燃料,适用于交通领域。煤层气,作为煤炭资源的伴生资源,可以从煤矿中提取并作为一种清洁的气体能源使用。在氢能领域,煤炭可以通过蒸汽重整反应产生氢气,这种清洁能源可用于燃料电池或其他能源转换设备。随着全球能源结构的转型和全球市场对清洁能源需求的增长,煤炭作为一次能源的使用需求正在逐步减少,而对清洁能源和可再生能源使用的需求正在增加。同时,许多国家正在努力提高煤炭的清洁利用技术,以减少环境污染和温室气体排放,这表明煤炭的应用正在向更加环保和可持续的方向发展。

煤炭作为二次能源的主要用途集中在发电领域,且煤炭发电在中国电力供应中占据着核心地位。据中国煤炭工业协会统计,2023年火电在中国总发电量中的占比高达66.3%。在电力输出方面,中国的主要省份包括山西、内蒙古、陕西和新疆领先。山西、内蒙古和陕西这3个省份在中国煤炭产量中占据领先地位,市场份额分别为29.12%、26.00%和16.34%,它们的煤炭产量对全国煤炭供应具有重要影响,因此也是中国电力输出的关键省份。新疆的煤炭资源产量增长迅速,正成为中国煤炭供应的新的重要增长点。在中国,电力输入省份主要包括上海以及一些东部和南部的省份。上海作为全国电力消耗量最大的城市,其电力供应很大程度上依赖于外部电力输入,包括来自三峡、葛洲坝、华东地区的水电站以及金沙江的水电站,这些电力资源占上海城市用电量的45%。尽管上海拥有自己的火力发电站,但也从其他地区购买电力,其中可能包括火力发电、水力发电以及新能源发电。东部和南部的一些省份由于煤炭资源相对较少,因此更多地依赖于从煤炭资源丰富的省份进口电力。在省际电力交易方面,上海已经建立了省际清洁电力购电交易机制,涵盖了市内公用燃煤电厂的基础电量、省际发电权交易和基础调节电量省际发电权交易等。这显示了上海在电力交易中的活跃,既购买外部电力,也销售本地电力。这种机制有助于优化电力资源配置,提高能源利用效率,同时也推动了清洁能源的使用。

从电力输送的角度来看,以下是中国各省份电力输出的详细情况:内蒙古是中国最大的电力输出省份。2023年,内蒙古的发电量达到了7 450.5亿千瓦时,占全国总发电量的8.36%。内蒙古不仅煤炭资源丰富,而且在风能和太阳能等新能源领域也具有显著优势,这些资源的开发促进了其电力输出量的增长。广东省在电力输出方面同样表现突出,2023年发电量为4 110.9亿千瓦时。尽管如此,广东省的电力需求巨大,尤其在夏季用电高峰期间,仍需要依赖外部电力供应,部分电力则来自内蒙古和其他地区。江苏省的发电量为4 258.1亿千瓦时,位居全国前列。江苏的电力结构较为多元化,除了火力发电外,还在积极发展核电和可再生能源。山东省的发电量为4 209.3亿千瓦时。近年来,山东省虽正在推进清洁能源转型,但火力发电仍占据较大比重。新疆的发电量为3 129.2亿千瓦时,随着煤电项目的增加,该地区的电力输出能力逐步增强。新疆电网年内新能源发电量首次突破千亿千瓦时,达到1 003.6亿千瓦时,同比增长36%。山西省的煤电发电量约占其总发电量的85%,是重要的电力输出省份。2023年山西省发电量累计值为4 376.1亿千瓦时,同比增长4.6%,其中火力发电量为3 704.1亿千瓦时。总体来看,内蒙古、广东、江苏、山东和新疆等省、自治区在中国电力输送中占据重要地位,形成了"西电东送"的总体格局,确保了全国电力供应的稳定和安全。同时,随着可再生能源的发展,电力输出的结构也在逐渐优化。直接买煤的情况逐渐减少,电力主要通过传输的方式在城市间买卖。

四、煤炭市场

从长远视角观察,煤炭市场的合同价格整体保持平稳,动力煤的现货市场价格则经历了一定的调整。在严格的监管政策影响下,2023年动力煤长期合作协议的执行率显著提高,市场价格维持在稳定水平。2023年,国内长协煤5 500大卡的平均价格为每吨713.83元,相较于2022年的每吨721.67元略有下降,减少了7.84元;价格的最高点出现在1月份,为每吨728元,而最低点则在9月份,为每吨699元。全年价格走势呈现先降后升的趋势,在接近最高限价的水平下进行窄幅波动,起到了稳定煤炭市场的关键作用。同年,国内动力煤市场价格经历了先下降后上升的"V"型波动,波动幅度有所减小,价格中枢有所下移。年初之际,因国内煤炭市场供需关系趋紧,动力煤市场价格迅猛上扬,一度涨至每吨1 150元左右的高位,而后便开启持续下行通道。步入二季度,动力煤价格急剧下探,降至每吨770元,触及年度最低价。随着电力、钢铁等行业需求渐次回暖,进入三季度后,动力煤市场价格止跌回升。到了10月中旬,市场价格达到了年初下降以来的最高点,之后又开始持续回落,动力煤价格于每吨800—950元的范围波动。在2023年,环渤海港口所涉5 500大卡动力煤现货市场,其年度平均价格为每吨971元,与上年同期相比,每吨下降了324元。这一价格变化反映了市场供需关系变化和政策调控的综合影响,同时也显示了市场在适应新的经济和监管环境下的调整能力。

从国际视角来看,2023年全球动力煤市场呈现出供应过剩的局面,导致国际煤炭市场价格从2022年的历史高点开始波动下行。具体来看,印尼、澳大利亚、俄罗斯和蒙古等主要煤炭出口国的贸易价格同比出现了23%—53%的下降。具体到各国情况,2023年12月,印尼高热值动力煤(每千克6 322千卡)的参考价(HBA)为每吨117.38美元,相较于上年同期下降了164.10美元。并且在加里曼丹港,动力煤离岸价为每吨46.8美元,相较于上年同期下降了27.2美元。澳大利亚纽卡斯尔港,5 500大卡动力煤离岸价格为每吨91.8美元,相较于上年同期下降了42.5美元。这些价格变动反映了全球煤炭市场供需关系的变化,以及国际煤炭贸易中价格竞争的激烈程度。全球范围内的供应增加和需求变化,特别是由气候、经济和政策因素带来的综合影响,导致国际煤炭价格的下行趋势。同时,这也显示出全球煤炭市场为适应新的能源结构和经济环境的动态调整。

在审视煤炭采选业的固定资产投资情况时,可以发现2023年该行业的投资增长速度有所减缓。具体来看,2023年煤炭开采和洗选业的固定资产投资完成额同比增长了12.1%,相较于上一年下降了12.3个百分点。在这一整体增长放缓的背景下,民间投资的表现也显示出增长乏力,2023年民间投资同比增长仅为3.3%,这反映了在全球经济不确定性以及对清洁能源转型压力增大的背景下,投资者对煤炭行业的投资态度变得更加谨慎。

2023年,中国规模以上的煤炭企业在经济运行方面呈现出一些明显下降的趋势。根据国家统计局的数据,这些企业的营业收入达 3.5 万亿元人民币,相较于上一年下降了 13.1%。利润总额方面,煤炭企业实现的利润为 7 628.9 亿元人民币,相较于上一年下降了 25.3%。利润下降可以归因于多种因素,包括煤炭价格的下跌和生产成本的上升。煤炭开采和洗选业的营业收入为 34 958.7 亿元人民币,相较于上一年下降了 13.1%;利润总额相较于上一年下降了 25.3%,这表明整个行业的景气度相较于 2022 年有所下降。尽管面临这些挑战,煤炭企业得益于相对较长的合同价格,盈利空间虽然有所收缩,但利润的绝对规模仍然保持在较好的水平。总体而言,2023 年煤炭行业经历了一段调整期,行业效益有所回落,但仍然保持了一定的盈利能力。

五、煤炭平衡表

煤炭平衡表作为一种重要的能源统计工具,详细记录和反映了一个国家或地区在特定时期内煤炭的供应、消费、加工转换以及库存变化等信息。同时,煤炭平衡表是核算区域二氧化碳排放的基本依据,能够从数量上直观地揭示能源的资源、转换和终端消费间的平衡关系。此外,煤炭平衡表意义重大,它不仅能直观且全面地展现地区间能源流通的关联,还能细致记录从能源生产到终端消费的全过程,包括一次能源与二次能源加工转换时的投入产出关系,以及能源消费在品种、行业部门上的结构情况。

我国的煤炭平衡表一般以万吨作为单位,并提供历年各级指标的具体数据。通常情况下,一级指标包括:可供量、消费量和平衡差额。二级指标涵盖以下内容:生产量、进口量、出口量(以负号"−"标识)、年初与年末库存差额,以及各行业领域的能源消耗情况,具体包括农、林、牧、渔业,工业,建筑业,交通运输、仓储和邮政业,批发和零售业,住宿和餐饮业,以及其他行业和居民生活消费,此外还涉及终端消费以及用于加工转换的中间消费。三级指标包括:工业、火力发电、供热、炼焦、煤制油、制气和洗选损耗。2010 年前的中国统计年鉴中,不包括三级指标中的"煤制油",且二级指标中的生产量为原煤产量。现统计 1985 年、1990 年、1995—2023 年煤炭平衡表数据,如表 1-5、表 1-6 和表 1-7 所示。各省份的煤炭平衡表稍有不同,以历年来煤炭储量第一的山西省为例,一级指标包括:资源,加工转换投入产出差额,外调出省、出口,终端消费,损失量,年末库存量。具体而言,资源包含 3 个指标:年初库存量、一次能源生产量以及外省市调入量。

加工转换投入产出差额由2个指标构成,即加工转换投入量与加工转换产出量。外调出省与出口部分,则涵盖调给外省市和供应外贸出口这2个指标。终端消费范畴下设4个二级指标,分别为第一产业、第二产业、第三产业以及人民生活。第一产业包含1个指标:农、林、牧、渔业;第二产业包含2个指标:工业和建筑业,工业又包括轻工业和重工业2个指标;第三产业的相关指标包含3个方面,分别为交通运输、仓储和邮政业,批发、零售以及住宿、餐饮业,还有其他相关产业;人民生活包括2个指标:城镇和乡村;损失量包括1个指标:运输、仓储损失。

表1-5　1985—2022年全国煤炭平衡表可供量数据[①]　　　　单位:万吨

年份	可供量				
	可供量	生产量	进口量	出口量(一)	年初年末库存差额
1985	82 776.6	87 228.4	230.7	777	−3 905.5
1990	102 221	107 988.3	200.3	1 729	−4 238.5
1995	133 461.7	136 073.1	163.5	2 861.7	86.8
1996	137 211.9	139 669.9	321.7	3 648.4	868.7
1997	133 159	137 282	201	3 073	−1 251
1998	122 810.6	125 000	158.6	3 229.7	881.7
1999	103 576.1	104 500	167.3	3 743.9	2 652.7
2000	98 176.1	99 800	217.9	5 506.5	3 664.7
2001	108 480	116 078	266	9 012.9	1 148.9
2002	129 604.8	138 000	1 125.8	8 389.6	−1 131.4
2003	163 402	172 200	1 109.8	9 402.9	−504.9
2004	192 265.5	199 232.4	1 861.4	8 666.4	−162
2005	214 462.1	220 472.9	2 617.1	7 172.4	−1 455.4
2006	235 781.1	237 300	3 810.5	6 327.3	997.9
2007	251 376.7	252 597.4	5 101.6	5 318.7	−1 003.6
2008	275 061.1	280 200	4 034.1	4 543.4	−4 629.6
2009	301 283.8	297 300	12 584	2 239.6	−6 360.6

[①] 数据来源:国家统计局网站。

续　表

年份	可供量				
	可供量	生产量	进口量	出口量(一)	年初年末库存差额
2010	329 772	323 500	16 309.5	1 910.4	−8 127.2
2011	360 561.5	351 600	18 209.8	1 465.8	−7 782.5
2012	380 033.2	364 500	28 841.1	927.5	−12 380.4
2013	425 014.8	397 432.2	32 701.8	750.8	−4 368.4
2014	411 833.5	387 391.9	29 122	574.2	−4 106.2
2015	397 074	374 654	20 406	534	2 547
2016	378 494	341 060	25 555	879	12 758
2017	383 480	352 356	27 093	809	4 839
2018	394 848	369 774	28 210	494	−2 642
2019	405 537	384 633	29 977	603	−8 470
2020	414 519	390 158	30 361	319	−5 680
2021	440 618	412 583	32 327	261	−4 031
2022	469 122	455 855	29 370	401	−15 703

从供给端的数据中可以看到，可供量总体增长：可供量从1985年的82 776.6万吨增长到2022年的469 122万吨，反映了中国煤炭产业的快速发展和能源需求的增加。生产量增长：生产量从1985年的87 228.4万吨增加到2022年的455 855万吨，显示了中国煤炭产业的生产能力显著增强。进口量增加：进口量从1985年的230.7万吨增加到2022年的29 370万吨，尤其是从2000年以后，进口量增长迅速，这与国内外煤炭价格、供应稳定性以及能源政策有关。出口量减少：出口量从1985年的777万吨减少到2022年的401万吨，显示出中国煤炭市场逐渐从出口导向转向满足国内需求导向。库存差额变化：年初年末库存差额反映了一年内煤炭库存的净变化。在某些年份，如1985年、1990年和2003年，库存差额为负值，表明库存减少，需求增加。而在其他年份，如2016年和2017年，库存差额为正值，表明库存增加，供应过剩。供需平衡：中国的煤炭市场在大多数年份能够实现供需平衡，但在某些年份，如2012年和2022年，库存差额的绝对值较大，表明市场供需出现较大波动。趋势

与政策影响:这些数据还反映了中国能源政策的变化,如去产能政策、环保政策以及国际贸易政策等。例如,2016年库存差额的大幅增加与去产能政策有关,而进口量的增加与国际市场价格竞争力增强有关。供给端的增长率:从增长率来看,生产量和进口量的年均增长率较高,尤其是进口量在某些年份的增长率超过100%,这表明中国在全球煤炭市场中的参与度不断增加。

在表1-6中,根据需求端(分类1)的数据可以看到,总消费量增长:从1985年的81 603万吨增加到2022年的448 246万吨,煤炭总消费量呈现显著的增长趋势,反映了中国经济的快速增长和能源需求的增加。工业消费量主导:在所有分类中,工业消费量始终占据主导地位,从1985年的58 613.3万吨增长到2022年的437 175万吨,这与工业在中国经济发展中占据核心地位的情况相符合。从2013年开始,特别是2014年和2015年,工业的煤炭消耗量有所下降,这与国家节能减排政策的实施有关。经济结构调整:随着中国经济结构的调整,工业的比重有所下降,服务业的比重逐渐增加,在煤炭消耗量的分类数据中也有所体现。需求端(分类1)方面的增长率:工业和建筑业的煤炭消耗量在某些年份有显著的增长,而居民生活和其他行业的煤炭消耗量增长较慢或有所下降。

表1-6　1985—2022年全国煤炭平衡表消费量(分类1)数据[①]　　单位:万吨

年份	消费量(分类1)							
	消费量(分类1)	农、林、牧、渔业	工业	建筑业	交通运输、仓储和邮政业	批发和零售业,住宿和餐饮业	其他	居民生活
1985	81 603	2 208.6	58 613.3	531.9	2 307.1	738.2	1 579.5	15 624.4
1990	105 523	2 095.2	81 090.9	437.6	2 160.9	1 058.3	1 980.4	16 699.7
1995	137 676.5	1 856.7	117 570.7	439.8	1 315.1	977.4	1 986.7	13 530.1
1996	144 734.4	1 917.3	123 885.9	446.4	1 175.9	1 074.3	1 835.3	14 399.3
1997	139 248	1 927	121 671	383	1 431	863	735	12 238
1998	129 492.2	1 923.3	114 952.4	611.6	1 390.6	947.6	782.7	8 884
1999	126 365.3	1 735.6	112 757.3	522.5	1 294.3	896.2	751.1	8 408.4
2000	124 537.4	1 647.7	111 730	536.8	1 139.9	814.6	761.2	7 907.2
2001	126 211.3	1 599.6	113 608	538	1 050.9	809.9	774.7	7 830.3

[①] 数据来源:国家统计局网站。

续 表

年份	消费量(分类1)							
	消费量（分类1）	农、林、牧、渔业	工业	建筑业	交通运输、仓储和邮政业	批发和零售业，住宿和餐饮业	其他	居民生活
2002	136 605.5	1 622.9	124 195.4	553.5	1 055	809.1	767	7 602.6
2003	169 232	1 683.3	156 168.5	577.2	1 067.3	860.4	700.6	8 174.7
2004	193 596	2 251.2	180 135.2	601.5	832.1	871.8	731	8 173.2
2005	216 722.5	2 315.2	202 609.1	603.6	815.3	874.4	765.9	8 739
2006	239 216.5	2 309.6	225 539.4	582	724.8	891.5	782.9	8 386.3
2007	258 641.4	2 337.8	245 272.5	565.3	685.5	868.3	811.4	8 100.6
2008	281 095.9	1 522.6	265 574.2	603.2	665.4	1 791.4	1 791.6	9 147.6
2009	295 833.1	1 582.1	279 888.5	635.6	640.9	1 977.9	1 986.1	9 121.9
2010	312 236.5	1 711.1	296 031.6	718.9	639.2	1 969.9	2 006.6	9 159.2
2011	342 950.2	1 756.6	326 230	781.8	645.9	2 211.7	2 112.2	9 212
2012	352 647.1	1 766.1	335 714.7	753.4	614.3	2 362	2 283.2	9 153.4
2013	424 425.9	2 450.6	403 157	811.4	615.4	3 966.2	4 135.6	9 289.8
2014	411 613.5	2 578.8	390 497.4	913.6	558	3 767	4 045.5	9 253.2
2015	397 014	2 625	375 650	878	492	3 864	4 159	9 347
2016	384 560	2 778	363 175	805	404	3 826	4 081	9 492
2017	391 403	2 834	371 160	733	353	3 461	3 580	9 283
2018	397 452	2 363	380 696	650	321	2 686	3 021	7 714
2019	401 915	2 202	387 268	640	283	2 378	2 598	6 547
2020	404 860	2 254	390 891	639	241	1 981	2 571	6 283
2021	429 576	1 790	417 585	444	120	1 489	2 218	5 929
2022	448 246	1 722	437 175	369	94	1 331	2 004	5 550

在表1-7中，根据需求端(分类2)的数据可以看到，终端消费增长：终端消费量从1985年的52 704.4万吨增长到2022年的71 525万吨，呈现波动增长的趋势，反映了煤炭在最终用途上的需求变化。工业消费量：工业消费量从1985年的29 715万吨增长到2022年的60 454万吨，反映了工业化进程的加速。中间消费增长：中间消费量，尤其是用于加工转换的消费量，从1985年的25 397.4万吨增长到了2022年的366 548万吨，显示了煤炭在中国能源加工和转换行业中的

表 1-7　1985—2022 年全国煤炭平衡表消费量（分类 2）及平衡差额数据[①]

单位：万吨

年份	终端消费		消费量（分类 2）						平衡差额
	终端消费	工业	中间消费（用于加工转换）	中间消费（用于加工转换）				洗选损耗	
				火力发电	供热	炼焦	煤制油	制气		
1985	52 704.4	29 715	25 397.4	16 440.7	1 462.3	7 303.8		190.6	3 501.2	1 173.6
1990	60 205.9	35 773.8	41 257.8	27 204.3	2 995.5	10 697.6		360.4	4 059.3	−3 302
1995	66 156.1	46 050.3	69 487.6	44 440.2	5 887.3	18 396.4		763.7	2 032.8	−4 214.8
1996	68 453.5	67 604.9	74 212.1	48 808.6	6 365.7	18 455.8		582	2 068.8	−7 522.5
1997	61 792	44 214	77 451	48 979	6 245	19 297		733	2 311	−6 089
1998	56 347.1	41 807.3	3 145.1	49 489.3	6 319.9	15 628.1		685.1	1 159.3	−6 681.6
1999	51 572.2	37 964.2	74 793.1	51 163.5	6 473	14 941.7		847.6	1 491.5	−22 789.2
2000	46 086.8	33 279.7	78 450.6	54 611.2	6 692.1	15 000.4		810	1 441.2	−26 361.3
2001	43 891.3	31 287.9	82 320.1	57 687.9	6 961.5	15 436.4		893.8	1 450.5	−17 731.3
2002	42 692.4	30 282.2	93 913.1	65 600	7 473.7	18 209.7		973.2	1 717.5	−7 000.8
2003	49 044.8	35 981.2	120 187.3	81 976.5	10 895.5	23 639.9		1 054.8	2 699.3	−5 830.1
2004	59 543.7	46 083	134 052.3	91 961.6	11 546.6	25 349.6		1 316.4	3 633.9	−1 330.5
2005	62 154.1	48 040.7	154 568.4	1032 635	13 542	31 667.1		1 277	4 582.1	−2 260.4
2006	61 683.7	48 006.5	177 532.8	118 763.9	14 561.4	37 450.1		1 257.1	5 279.3	−3 435.4

数据来源：国家统计局网站。

① 数据来源：国家统计局网站。

续 表

年份	终端消费	终端消费 工业	中间消费（用于加工转换）	消费量（分类2）中间消费（用于加工转换）					洗选损耗	平衡差额
				火力发电	供热	炼焦	煤制油	制气		
2007	63 572.2	50 203.2	195 069.3	130 548.8	15 394.2	41 559		1 391.8	5 954.6	−7 264.7
2008	81 089.2	65 567.5	200 006.7	135 351.7	15 029.2	41 461.7		1 227.2	6 757.8	−6 034.9
2009	83 700.5	67 755.9	212 132.6	143 967.3	15 359.7	43 691.7		1 150.7	7 765.5	5 450.7
2010	84 350.9	68 146.1	227 885.6	154 542.5	15 253.1	47 150.4	213.4	1 040.1	9 484.6	17 535.5
2011	86 416.3	69 696	256 534	175 578.5	16 834.2	52 959.9	345.7	870.5	9 723.4	17 611.3
2012	87 055.7	70 123.2	265 591.4	178 531	20 251.2	54 068.4	378	798.6	11 254	27 386.1
2013	119 491.4	98 222.5	282 355.3	195 177.4	22 709.5	62 535.6	459.3	845.6	22 579.2	588.8
2014	116 043.8	94 927.7	272 194.5	184 525.3	22 444.9	62 893.9	650.3	948.4	23 375.2	220
2015	112 195	90 831	266 481	179 318	24 095	60 644	679	1 270	18 338	60
2016	97 809	76 423	272 512	182 666	26 577	60 649	1 105	1 212	14 240	−6 066
2017	92 841	72 598	285 325	193 925	28 983	58 910	1 568	1 663	13 237	−7 924
2018	81 171	64 415	303 986	205 197	32 388	61 603	2 497	2 010	12 295	−2 604
2019	73 449	58 802	316 252	210 159	34 442	65 673	3 240	2 459	12 213	3 623
2020	72 426	58 457	321 133	211 635	36 933	65 968	3 047	3 309	11 301	9 659
2021	68 828	56 838	350 636	233 487	44 185	65 334	3 746	3 667	10 111	11 043
2022	71 525	60 454	366 548	237 813	50 492	69 449	4 046	4 710	10 173	20 876

重要地位。火力发电和供热增长：火力发电和供热从1985年的16 440.7万吨和1 462.3万吨分别增长到2022年的237 813万吨和50 492万吨，这一增长趋势与中国经济的快速发展和能源需求增加密切相关。炼焦和煤制油、制气消费量变化：炼焦消费量从1985年的7 303.8万吨增长到2022年的69 449万吨，而煤制油的消费量则从无到有，逐渐增加；制气消费量从1985年的190.6万吨增长到4 710万吨，这与提炼技术进步和能源结构调整有关。洗选损耗变化：洗选损耗从1985年的3 501.2万吨增长到2022年的10 173万吨。平衡差额波动：平衡差额反映了煤炭供应与消费之间的差异，其数值在正负之间波动，表明市场供需关系的变化。例如，2022年的平衡差额为20 876万吨，表明供应量超过了消费量。节能减排政策影响：从2013年开始，特别是2014年和2015年，中间消费量逐年下降，这与国家节能减排政策的实施有关，尤其是在火力发电和供热领域。经济结构调整：随着中国服务业和工业比重的调整，这在煤炭消耗量的分类数据中也有所体现。增长率的变化：中间消费的增长率在某些年份超过了终端消费的增长率，尤其是在火力发电和供热领域。

第二节　煤炭排放概述

一、燃煤排放的污染物

煤炭直接燃烧造成的污染主要由以下几个部分组成：(1) 颗粒物，包括$PM_{2.5}$和PM_{10}等；(2) 硫化物，主要为二氧化硫（SO_2）；(3) 氮氧化物（NO_x）；(4) 一氧化碳（CO）；(5) 重金属和有机污染物。

随着中国生产力的发展，燃煤污染物排放的问题逐渐显露。国家及地方政府在不同阶段对燃煤污染物制定了一系列标准。1973年，中国第一次环境保护会议提出《工业"三废"排放试行标准》（GBJ 4—73），该标准是中国首个关于工业污染源排放控制的国家标准。其中，针对废气排放，依据不同行业，制定了包括二氧化碳、二硫化碳、氮氧化物、一氧化碳及重金属等13类有害物质的排放量。在该标准中，有关燃煤废气排放的行业主要为电站和锅炉部分，其中涉及二氧化碳和烟尘及生产性粉尘。同时，该标准对排放速率和烟囱高度进行了较为详细的要求,但对排放浓度限值的规定较为宽松。

1987年,第六届全国人民代表大会常务委员会第二十二次会议审议通过《中华人民共和国大气污染防治法》。在此基础上,1996年国家环境保护局(今生态环境部)提出《大气污染物综合排放标准》(GB 16297—1996),该标准规定了二氧化硫、氮氧化物、颗粒物、重金属等33种大气污染物的排放限值。同一时期,针对锅炉、工业炉窑、水泥厂、汽车、摩托车等行业及领域,也颁布了相应行业的大气污染物排放标准。

1991年,国家环境保护局(今生态环境部)批准通过《燃煤电厂大气污染物排放标准》(GB 13223—91),并以该标准代替《工业"三废"排放试行标准》中的废气电站部分。该标准至今已于1996年、2003年、2011年更新3次,逐步增加纳入控制的污染物种类,并调整适用范围,提高相关污染物排放标准。该标准更新后编号未变,名称已更新为《火电厂大气污染物排放标准》,如表1-8所示。

表1-8 燃煤电厂大气污染物排放标准更新[①]

年份	主要调整	涉及污染物种类
1991	首次发布。	二氧化硫、烟尘
1996	增加了氮氧化物为污染物,并对二氧化硫、氮氧化物的浓度做出限值要求,新增对烟气黑度的控制指标。	二氧化硫、烟尘、氮氧化物
2003	收紧排放限值,调整折算污染物排放浓度的过量空气系数,取消按除尘器类型和燃煤灰分、硫分含量规定不同排放浓度限值的做法。	二氧化硫、烟尘、氮氧化物
2011	大幅收紧排放限值,不仅取消了全厂二氧化硫最高允许排放速率的规定,还增设多项内容:燃气锅炉大气污染物排放浓度限值、大气污染物特别排放限值,以及汞的排放限值。	二氧化硫、烟尘、氮氧化物、汞及其化合物

现行《火电厂大气污染物排放标准》(GB 13223—2011)普通地区大气污染物排放限值如表1-9所示。

---

① 资料来源:生态环境部网站。

表 1-9　现行《火电厂大气污染物排放标准》普通地区大气污染物排放限值[①]

单位：mg/m³

污染物	烟尘	二氧化硫	氮氧化物（以 NO_2 计算）	汞及其化合物
燃煤锅炉	30	200/400* 100/200*（新建）	100/200**	0.03
燃油锅炉或机组	30	200 100（新建）	100（新建） 200（燃油锅炉） 120（燃气轮机组）	—
燃气锅炉或机组	5（天然气） 10（其他）	35（天然气） 100（其他）	100（天然气锅炉） 200（其他锅炉） 50（天然气轮机组） 120（其他轮机组）	—

注：*位于广西、重庆、四川、贵州的火力发电锅炉二氧化硫标准较宽松；
**部分特殊设计的火力发电锅炉在氮氧化物标准上较宽松。

重点地区执行的火电厂大气污染物特别排放限值如表 1-10 所示。

表 1-10　重点地区执行的火电厂大气污染物特别排放限值[②]　　单位：mg/m³

污染物	烟尘	二氧化硫	氮氧化物（以 NO_2 计算）	汞及其化合物
燃煤锅炉	20	50	100	0.03
燃油锅炉或机组	20	50	100（燃油锅炉） 120（燃气轮机组）	—
燃气锅炉或机组	5	35	100（燃气锅炉） 50（燃气轮机组）	—

1983 年，国家根据《中华人民共和国环境保护法（试行）》和 1982 年颁布的《大气环境质量标准》，制定了《锅炉烟尘排放标准》（GB 3841—1983），明确了生产用、采暖用、生活用锅炉的烟尘排放标准值。1991 年，国家环境保护局（今生态环境部）制定《锅炉大气污染物排放标准》（GB 13271—91），代替《锅炉烟尘排放

---

① 资料来源：生态环境部网站。
② 资料来源：生态环境部网站。

标准》。该标准明确了燃煤锅炉最初及最高允许的烟尘及二氧化硫排放浓度、烟气黑度。该标准分别在1999年、2014年更新2次，如表1-11所示。

表1-11 燃煤锅炉排放标准更新①

年份	主要调整	涉及污染物种类
1983	首次发布。	烟尘
1991	根据GB 3095明确使用不同限值的功能区，新增对于二氧化硫的排放浓度、烟气黑度的限值。	二氧化硫、烟尘
1999	对适用范围进行了更为清晰的界定，同时新增了燃油、燃气锅炉在烟尘、二氧化硫、烟气黑度、氮氧化物等方面的排放限值要求。（该标准编号原为GWPB 3—1999，于2001年更新为GB 13271—2001）。	二氧化硫、烟尘、氮氧化物（不涉及燃煤锅炉）
2014	对污染物管控标准进一步强化，各项污染物排放限值均被收紧。具体表现为，新增燃煤锅炉氮氧化物、汞及其化合物的排放限值，制定大气污染物特别排放限值。同时，摒弃以往按功能区与锅炉容量设置不同排放限值的做法，取消燃煤锅炉初始排放浓度限值。	二氧化硫、烟尘、氮氧化物、汞及其化合物

现行《锅炉大气污染物排放标准》(GB 13271—2014)规定下的锅炉大气污染物排放浓度限值情况，详见表1-12。

表1-12 现行《锅炉大气污染物排放标准》锅炉大气污染物排放浓度限值②

单位：mg/m^3

污染物	颗粒物	二氧化硫	氮氧化物（以NO_2计算）	汞及其化合物
燃煤锅炉	80 50（新建）	400/550* 300（新建）	400 300（新建）	0.05
燃油锅炉	60 30（新建）	300 200（新建）	400 250（新建）	—
燃气锅炉	30 20（新建）	100 50（新建）	400 200（新建）	—

注：* 位于广西、重庆、四川、贵州的燃煤锅炉二氧化硫标准较宽松。

重点地区执行的锅炉大气污染物特别排放限值如表1-13所示。

---

① 资料来源：生态环境部网站。
② 资料来源：生态环境部网站。

表 1-13　重点地区执行的锅炉大气污染物特别排放限值①　　单位：mg/m³

污染物	颗粒物	二氧化硫	氮氧化物（以 NO_2 计算）	汞及其化合物
燃煤锅炉	30	200	200	0.03
燃油锅炉	30	100	200	—
燃气锅炉	20	50	150	—

2011 年,浙能集团首次提出"超低排放"的概念,通过多种污染物高效协同脱除集成系统技术,使火电厂燃煤锅炉的大气污染排放浓度值基本与燃气机组排放限值持平,即二氧化硫≤35 mg/m³,氮氧化物≤50 mg/m³,烟尘≤5 mg/m³,相当于比 2011 年国标下的普通燃煤锅炉排放浓度限值分别减少 65%、50%、83%。在《煤电节能减排升级与改造行动计划(2014—2020)》《全面实施燃煤电厂超低排放和节能改造工作方案》等政策文件的支持下,中国的煤电超低排放快速发展扩围。根据中国国家能源局报道,中国在 2023 年底已经实现 95% 以上的煤电机组超低排放,已建成全球最大的清洁煤电供应体系。

在政府的持续努力下,中国大气污染物排放量明显呈现下降趋势。据国家发展和改革委员会的数据,中国大气污染物排放情况如图 1-3 所示,二氧化硫排放量由 2016 年 854.89 亿吨下降至 2023 年的 237.97 亿吨,氮氧化物排放量由 2016 年的

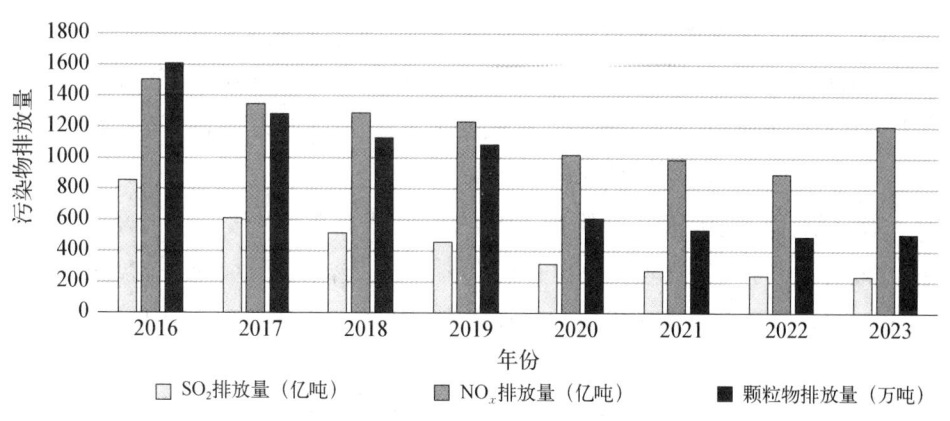

图 1-3　中国大气污染物排放情况②

---

① 资料来源：生态环境部网站。
② 数据来源：国家发展和改革委员会网站。

1 503.3亿吨下降至2023年的1 207.29亿吨,颗粒物排放量由2016年的1 608.01万吨下降至2023年的510.96万吨。2023年因为经济全面复苏,工业生产总量逐步恢复,大气污染物排放量相较于2022年有所回升,但总体来看,低于2019年水平。

二、我国的碳排放政策

21世纪以前,我国就开始重点关注能源的节约问题,兼顾环境保护,以防治污染物排放为主。在该阶段,中国在减少碳排放方面的成就主要来源于节能和发展新能源的政策措施。联合国环境与发展大会于1992年通过了《21世纪议程》,其中提出减少温室气体排放以保护大气层的议程。中国政府承诺履行相关文件,并在1994年国务院发布的《中国21世纪议程——中国21世纪人口、环境与发展白皮书》中,将保护大气层、降低二氧化碳排放增速列入其中,并以产业结构调整、加强节能降耗、改进终端用能技术为相关手段。1992年5月,联合国大会通过《联合国气候变化框架公约》;同年11月,我国全国人民代表大会常务委员会批准该公约;1994年,该公约正式生效。作为该公约非附件一缔约方(非发达国家和经济转型国家),我国根据信息通报编制指南,于2001年起开始编写《中华人民共和国气候变化初始国家信息通报》,并于2004年正式递交该报告。该报告记录了截至1994年的温室气体数据,能源活动部分涵盖矿物燃料燃烧的二氧化碳及氧化亚氮排放、煤炭开采和矿后活动等情况下的甲烷排放。

2007年,气候变化问题成为国际社会广泛关注的焦点。在此背景下,国务院作出重要决策,成立国家应对气候变化领导小组作为统筹协调应对气候变化工作的专门机构。与此同时,《中国应对气候变化国家方案》正式发布。该方案详细规划了2007—2010年应对气候变化的具体路径与行动指南,明确提出要达成单位GDP能源消耗相较于2005年降低20%的目标,以此有效减缓二氧化碳排放。此外,方案还设定了将森林覆盖率提升至20%,以及碳汇数量比2005年增加0.5亿吨的奋斗目标,全方位推动我国应对气候变化工作的有序开展。自此,中国正式开始承担减少碳排放的相关责任。

2011年,国务院印发了《"十二五"控制温室气体排放工作方案》。这份方案对"十二五"期间的温室气体控制目标做出了清晰规划:计划到2015年,实现全国单位GDP二氧化碳排放降低17%。同时,着力构建温室气体排放统计核算体系,稳步推进碳排放交易市场的逐步成型,并启动低碳试验试点工作,全方位推动低碳发展进程。

2014年,国务院批复同意《国家应对气候变化规划(2014—2020年)》,该规划提出中国将争取在2020年实现单位GDP二氧化碳排放相较于2005年下降40%—45%的目标。

2016年,国家发展和改革委员会联合国家能源局,共同印发《能源生产和消费革命战略(2016—2030)》,旨在大力推进能源生产与消费领域的变革,全方位保障国家能源安全。在该战略中,将绿色低碳作为战略方向,制定了(1)到2020年实现单位GDP二氧化碳排放相较于2015年下降18%;(2)到2030年实现单位GDP二氧化碳排放相较于2005年下降60%—65%的目标,2030年左右达到二氧化碳排放峰值并争取尽早达峰。

至2019年,中国实现单位GDP二氧化碳排放较2015年、2005年分别下降18.2%、48.1%,该阶段目标已提前达成。2020年起,中国开启了"双碳"新阶段。

2020年9月,在第七十五届联合国大会一般性辩论中,习近平主席首次提出"3060"目标,即中国将努力在2030年前达成"碳达峰",并于2060年前实现"碳中和"。自此,中国出台了一系列政策文件,构建中国"双碳"的"1+N"政策设计。

在"1+N"政策体系里,"1"代表着2021年国务院发布的两份重要文件所搭建的顶层架构,即《关于完整准确全面贯彻新发展理念做好碳达峰碳中和工作的意见》以及《2030年前碳达峰行动方案》。两项文件为碳达峰和碳中和工作提供了系统规划和总体部署。该《意见》指出,实现"双碳"目标,应当坚持"全国统筹、节约优先、双轮驱动、内外畅通、防范风险"的工作原则,并详细规划"十四五""十五五"期间争取达到的产业结构和能源调整的目标,制定了三阶段计划,如表1-14所示。

表1-14 实现"双碳"目标三阶段计划①

年 份	单位GDP能耗/排放	非化石能源消费比重(%)	森林覆盖率(%)	森林蓄积量(亿立方米)
2025(比2020年)	能耗下降13.5% CO_2排放下降18%	20	24.1	180
2030(比2005年)	能耗大幅下降 CO_2排放下降65%	25	25	190
2060		80		

① 资料来源:生态环境部网站。

"N"表示各部门和地方政府在该《意见》和该《行动方案》指导下制定的政策和方案,目前已涵盖能源绿色转型领域、节能降碳领域、工业领域等领域,为"双碳"提供法律、财政等多方面的支持。

三、减少污染物排放和实现"双碳"目标的相关措施

为减少燃煤污染物排放、实现"双碳"目标,当前的措施主要分为高效利用煤炭能源、提升非化石能源比重、提升碳汇能力、绿色低碳科技创新几个方面。

(一)高效利用煤炭能源

为保护环境、节约能源,中国政府自20世纪80年代起开始陆续推出相关政策,规范煤炭的开采和使用,减少高污染、低效率煤炭燃烧,以规范煤炭市场、推动煤炭集约高效开发。

1. 规范煤炭市场

中国从生产、供需、使用等多方面着手规范煤炭市场。生产方面,国务院于1998年发布《国务院关于关闭非法和布局不合理煤矿有关问题的通知》,开始整顿取缔没有取得采矿许可证或煤炭生产许可证的小煤矿,煤炭工业发展和煤炭市场日渐规范;供需方面,政府出台多项政策,完善煤炭市场的价格形成机制,国家发展和改革委员会于2022年发布《关于进一步完善煤炭市场价格形成机制的通知》,强调引导煤炭价格在合理区间变动;使用方面,政府着重处理散煤燃烧问题,下文将详细解释。

21世纪以来,随着中国经济逐步迈入新常态,环保问题受到广泛关注,政府开始整顿散煤燃烧问题。一方面,散煤燃烧大多发生于小锅炉燃烧,排放形式以低空直排为主,几乎没有脱硫脱氮处理手段,加之部分小锅炉使用的劣质煤存在高硫、高挥发的情况,严重污染环境,为实现环保愿景带来极大阻碍;另一方面,小锅炉的燃煤效率相比大型锅炉较低,存在固体未完全燃烧、排烟温度高的问题,这会导致煤炭燃料难以完全燃烧,与节能减碳的目标相悖。因此,中国政府推出多项文件政策,整顿散煤燃烧问题。工业方面,通过清洁替代、污染物控制升级等措施减少工业小锅炉和小窑炉散烧煤用量;民用方面,实现北方地区集中供暖,实现农村地区清洁取暖改造。

2013年国务院印发的《大气污染防治行动计划》明确提出全面整治燃煤小锅

炉的治理要求。为此,中国已采取多种措施实现对散煤燃烧的整顿。煤炭清洁利用方面,要求加大煤炭洗选比,提高锅炉使用的煤炭清洁程度。设备替代方面,燃煤锅炉禁建限建标准逐渐加紧,最新标准为2018年国务院发布的《打赢蓝天保卫战三年行动计划》,该计划要求县级及以上区域不再新建每小时35蒸吨以下的燃煤锅炉,其他地区不再新建每小时10蒸吨以下的燃煤锅炉;同时对不符合水准的小锅炉直接淘汰。其他方面,强调清洁能源替代、污控技术升级。多方面政策下,中国散煤治理获得了显著成果。工业小锅炉和建材小窑炉的散煤消费量在2015—2020年间下降66%,2020—2023年间下降约50%;民用散煤方面,北方地区清洁取暖率在2023年已达到76%。

2. 储运体系完善

21世纪以来,中国在完善煤炭储运体系的过程中取得显著进展,实现了煤炭储运流程的高效率、低污染和智能化。储配建设方面,2022年国务院发布的《关于支持贵州在新时代西部大开发上闯新路的意见》提出"在毕节、六盘水、黔西南布局建设大型煤炭储配基地,打造西南地区煤炭保供中心",经过数年的努力,各储配基地建设稳步推进,该保供中心预计为煤炭储运全流程提供服务,并为煤矿企业提供融资方面的帮助。运输网络方面,中国的煤炭运输网络在铁路、水路、公路、管道运输方面取得了多项成就,运输网络不断扩展,已形成东北、华北和西北东部、华东、中南和华南、西南、新疆6个区域性煤炭铁路运输网络,并成立浩吉铁路等跨区域煤炭运输专线,帮助完善并优化"北煤南运"大通道。技术创新方面,智能化和自动化技术在煤炭储运体系中的应用增加,如智能仓储管理系统、智能监控系统、自动化检测与分类技术等技术在煤炭相关仓储园区已经得到应用,信息平台的建设和人工智能技术帮助完善煤炭物流流程优化。2024年,国家发展和改革委员会、国家能源局联合出台《关于建立煤炭产能储备制度的实施意见》。该《意见》提出中国到2027年初步建立煤炭产能储备制度的目标,先形成一定规模可调度产能储备,至2030年规模争取达到3亿吨/年。

在多方努力下,中国化石能源的利用效率维持在高水准,发电站供热效率持续增长。据国家统计局数据,中国发电及电站供热总效率由2014年的43.5%提升至2022年的47.9%,炼焦总效率十年内维持在90%以上,炼油总效率维持在95%以上,如图1-4所示。

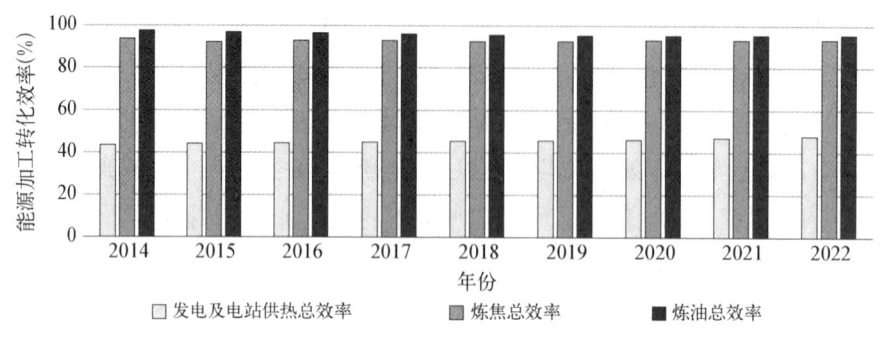

图 1-4　2014—2022 年中国能源加工转化效率[①]

(二) 提升非化石能源比重

清洁能源替代是降低污染物排放和碳排放的重要手段,为节约能源、保护环境,促进经济可持续发展,中国于 20 世纪末开始探索新能源和可再生能源的发展,至今已逐步实现非化石能源比重的提升。

1993 年前后,中国已通过建立小水电站推进农村电气化进程,沼气供气等生物质能利用技术也逐步发展,太阳能已开始为通信系统和边远地区供电,风能、地热能、潮汐能等新能源已处于发展阶段。1995 年,国家计划委员会、国家科学技术委员会与国家经济贸易委员会携手合作,共同制定了《新能源和可再生能源发展纲要(1996—2010)》,作为中国正式开启新能源探索的开端。该《纲要》提出,在 2000 年前实现新能源开发利用总量达 29 800 万吨标准煤,2001—2010 年实现新能源开发利用总量达 39 000 万吨标准煤。同年颁布的《中华人民共和国电力法》明确指出"国家鼓励和支持利用可再生能源和清洁能源发电"。2005 年,第十届全国人民代表大会常务委员会审议通过《中华人民共和国可再生能源法》。该法案的出台,为新能源和可再生能源的发展筑牢法律根基,自此,中国可再生能源发展正式迈入新阶段。2007 年,国家发展和改革委员会印发《可再生能源中长期发展规划》,计划到 2010 年可再生能源消费量达到能源消费总量的 10%,2020 年达到 20%。"十一五"期间(2006—2010 年),全国单位 GDP 能耗下降 19.1%,水电装机、风电装机、核电、太阳能热水器面积等指标规模持续增长,位列国际前茅,在汶川地震、玉树地震等特大自然灾害和北京奥运会、上海世博会等大型活动面前,

---

① 数据来源:国家发展和改革委员会网站。

中国的煤电油气应急保障机制交出了完美答卷，2010年底，中国一次能源消费总量中的非化石能源比重达到8.6%，天然气生产能力达到948亿立方米，非化石能源生产能力达到2.8亿吨标准煤；"十二五"期间（2011—2015年），中国可再生能源产业进入全面规模化发展阶段，商品化可再生能源利用量达到4.36亿吨标准煤，商品化与非商品化可再生能源年利用量达到5.0亿吨标准煤，非化石能源利用占一次能源消费总量的12%，超额完成规划的11.4%，水电、风电、光伏发电等可再生能源超额完成"十二五"预期目标，光伏技术创新力大幅提升，成功突破多晶硅生产技术封锁，建立光伏发电全产业链，实现组件价格大幅下降，实现可再生能源发展资金规模不断扩大，资金管理流程逐步完善；"十三五"期间（2016—2020年），中国可再生能源的发展实现跨越式成长，可再生能源发电装机达到总发电装机的42.5%，风电、水电、光伏发电及生物质发电装机连续多年位居全球第一，2020年可再生能源占一次能源消费总量比重达到13.6%，利用总量达到6.8亿吨标准煤，同时光伏技术持续迭代，光伏产业居于全球主导地位，量产单晶硅电池平均转换效率达到22.8%、多晶硅电池达到20.8%。

为达到2035年实现生态环境根本好转、完成"3060"的"双碳"目标，国家发展和改革委员会、国家能源局等9部门联合印发《"十四五"可再生能源发展规划》，明确了一系列"十四五"可再生能源发展主要目标。按照2025年非化石能源消费占比20%左右任务要求，大力推动可再生能源发电开发利用，积极扩大可再生能源非电利用规模。"十四五"主要发展目标是：在可再生能源总量目标方面，2025年可再生能源消费总量达到10亿吨标准煤左右，且其在一次能源消费增量中占比要超过50%；在可再生能源发电目标方面，2025年可再生能源年发电量达到3.3万亿千瓦时左右；在可再生能源电力消纳目标方面，2025年全国可再生能源电力总量消纳责任权重提升至33%左右；在可再生能源非电利用目标方面，2025年地热能供暖、生物质供暖、生物质燃料、太阳能热利用等非电利用规模达到6 000万吨标准煤以上。着重强调以规模化方式大力推进陆上风电与光伏发电基地的建设，规划建立多个重大陆上新能源基地，如新疆新能源基地、黄河上游新能源基地、河西走廊新能源基地、黄河几字湾新能源基地、冀北新能源基地、松辽新能源基地，以及黄河下游绿色能源廊道等；在海上风电开发建设方面，将海上风电基地集群、深远海海上风电平价示范项目、海上能源岛示范项目，以及海上风电与海洋油气田深度融合发展示范项目作为重点推进方向；同时，积极开展一系列风电和光伏发电开发升级行动,包括城镇屋顶光伏行动、"光伏+"综合利用行动、千乡万村驭风行动、千家万户沐光行动、新能源电站升级改造行动,以及光伏廊道示范行动等;在金沙江上游川藏段和川滇段、金沙江中下游、大渡河、雅砻江、乌江、江水河等开发川滇黔桂水风光综合基地,在金沙江上游川藏段和雅鲁藏布江下游等开发藏东南水风光综合基地;推广生物质能多元化开发,促进生物质能在天然气、发电市场和供暖市场的多元化利用;推进地热能、潮汐能的进一步探索。

据国家统计局年度数据,中国近十年各类能源占能源消费总量占比如图1-5所示。煤炭占能源消费总量比重持续下降,已由2014年的65.8%下降至2023年的55.3%,一次电力及其他能源占能源消费总量比重不断上升,由11.3%上升至17.9%,中国非化石能源利用比重增长成效显著。电力生产结构方面,风能、太阳能等可再生能源发电连年比率连年以较高速率增长,可再生能源发电装机容量在2024年已超过50%,2024年前三季度的可再生能源发电量达到2.51万亿千瓦时,同比增长20.9%,占比达到35.5%。

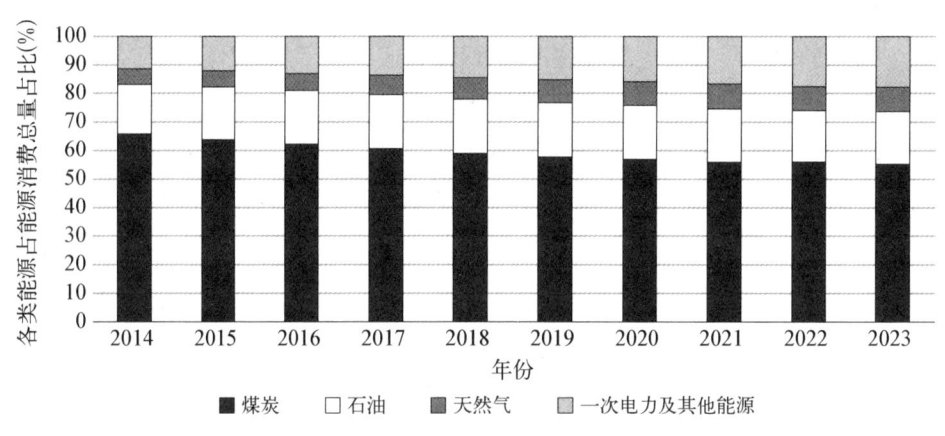

图1-5 2014—2023年全国各类能源占能源消费总量占比①

(三)提升碳汇能力

碳汇,即从大气中清除温室气体、气溶胶或温室气体前体物的过程、活动或机制,提升碳汇能力是强化中国应对气候变化、实现碳达峰碳中和的重要手段。

中国于1992年11月7日经全国人大批准《联合国气候变化框架公约》,于

---

① 数据来源:国家统计局网站。

1993年1月5日将批准书交存联合国秘书长处。1998年启动天然林保护工程，提高森林碳汇能力。并于1999年提出退耕还林政策，在四川、陕西、甘肃3省开始试点，实现由"毁林开垦"向"退耕还林"的历史性转变，该阶段是中国开启提升碳汇能力的开始。为提升碳汇能力，中国开启一系列生态系统保护与修复工程，加强科技创新和碳汇检测核算体系，制定实施相关法规，并通过采用保护性耕作措施、扩大水田种植面积、增加秸秆还田等措施发展农业碳汇。

2004年，中国开启林业碳汇试点项目，由国家林业局牵头开展造林再造林项目。自此，中国开启林业碳汇发展路线，通过造林再造林、强化森林管理、减少毁林活动，吸收二氧化碳等温室气体。国家政府提倡保护森林资源以控制温室气体排放，并于"十二五"期间正式明确规划增加森林碳汇，"十三五"期间确认建立碳排放权初始分配制度的目标，从而使中国碳汇体系不断完善发展。

2023年，中国自然资源部、国家发展和改革委员会、财政部、国家林业和草原局联合印发了《生态系统碳汇能力巩固提升实施方案》，提出守住自然生态安全空间、推进山水林田湖草沙系统治理、建立生态系统碳汇监测核算体系、健全生态系统碳汇相关法规政策的四方面任务，实现生态系统碳汇能力的巩固和增长。

（四）绿色低碳科技创新

绿色低碳科技创新是实现"双碳"的重要手段和支撑，迄今为止，中国已出台多项政策文件支持低碳科技创新。2021年，中国国家能源局联合科技部印发《"十四五"能源领域科技创新规划》，确定多项发展目标，强调提高电力系统中新能源占比、有序发展安全核电、推进化石能源的高效低碳利用、推进产业内数字化智能化升级；水电方面，集中攻关流域梯级水电站联合调度技术、新型水能资源评估与规划技术、多能互补调度模型；风力方面，集中攻关多风轮梯次利用关键技术、超长叶片、变流器等关键部件设计制造技术、海上超导风力发电机组研制及攻关；太阳能方面，集中攻关大功率直流升压变换器（≥30千伏）、大型光伏高效直流电解系统技术等关键技术；生物质能方面，集中攻关生物质解聚与转化制备生物航空燃料等核心技术；氢能方面，集中攻关电解水制氢的质子交换膜和固体氧化物电解制氢等相关技术、长距离管道运输技术及低温储运技术等。

2022年，科技部协同国家发展和改革委员会等9个部门，联合发布了《科技支撑碳达峰碳中和实施方案（2022—2030年）》。该《方案》明确指出，能源绿色低碳转型的支撑技术包含多个关键领域,其中有煤炭清洁高效利用技术、新能源发电技术、智能电网技术、储能技术、可再生能源非电利用技术、氢能技术以及节能技术;温室气体减排技术涵盖聚焦碳捕集利用与封存(CCUS)技术、碳汇核算与监测技术、生态系统固碳增汇技术、非二氧化碳温室气体减排与替代技术。

四、燃煤大气污染物对人体健康的影响

燃煤排放的二氧化硫、氮氧化物、颗粒物等污染物对人体存在较大的健康危害,包括但不限于呼吸系统疾病、免疫系统影响、慢性蓄积性中毒。

(一)呼吸系统疾病

燃煤污染物通过不同途径造成对人体呼吸系统的危害。酸性刺激性气体二氧化硫进入呼吸道后,容易引起呼吸道炎症和高浓度呼吸困难;氮氧化物刺激人体呼吸道,容易引起呼吸系统的急性损害,严重时可致氮氧化物中毒;小粒径颗粒物如$PM_{2.5}$和PM_{10}可通过呼吸道进入肺部,严重时深入肺泡,容易引起慢性支气管炎和哮喘等呼吸系统疾病;农村户内燃煤取暖时,可能发生室内氧气含量不足、一氧化碳中毒,一氧化碳与血红蛋白结合,会造成组织缺氧,严重时危及心脏健康。

(二)免疫系统影响

燃煤大气污染物通过多种渠道造成人体免疫系统疾病。小粒径颗粒物进入呼吸道后,对免疫系统造成刺激,易引发炎症反应,并通过损害呼吸道上皮细胞导致其正常功能受损,同时使呼吸道长期处于敏感状态;燃煤产生的重金属污染物进入人体后,会引起免疫细胞功能受损,并引发免疫性疾病。

(三)慢性蓄积性中毒

燃煤释放的氟、砷等污染物导致地方性的环境污染,使该地区人群发生慢性蓄积性中毒,被称为燃煤污染型地方性氟中毒和燃煤污染型地方性砷中毒,多发于无排烟设施的室内炉灶和低质量煤炭的结合。在中国,燃煤污染型地方性氟中毒分布在中国西部和南部省市,主要病症为氟斑牙和氟骨症;而燃煤污染型地方性砷中毒则分布在贵州和陕西两省,主要表现为掌跖角化、躯干皮肤色素沉着和色素脱失。

燃煤大气污染物对人体健康存在多方面影响,且多为慢性和地区性影响,这

些病症很可能长期潜伏于人体,造成人体长期处于亚健康状态,并且由于空气污染的地区性特征,临床上较难辨别而难以在早期干预。因此燃煤对人体健康的影响在临床医学层面难以建模分析。

第三节 文献综述

一、煤炭消耗

我国能源禀赋结构以多煤、少油、少气为显著特征,此格局确立了煤炭消耗于我国能源消费体系中的核心地位。长期以来,学界围绕煤炭消耗展开多维度深度探究,聚焦于煤炭消耗与经济发展的内在联系、煤炭消耗的预测,以及"双碳"战略背景下煤炭消耗格局的转型态势与角色重构等关键学术领域。

自改革开放这一具有里程碑意义的经济变革以来,煤炭作为关键能源驱动力,为我国经济高速增长持续注入强劲动力。谢和平等(2012)运用定量分析范式,揭示我国经济发展在特定历史时期内对煤炭的依赖未发生根本性转变,并精确测算了煤炭生产对国民经济的贡献率,从量化视角凸显了煤炭在经济结构中的重要性。而在探究煤炭消耗与经济关系的实证研究领域,也已有诸多丰硕成果。牟敦果和林伯强(2012)运用时变参数向量自回归模型,对工业增加值、电力消费以及煤炭价格之间的相互影响展开了深入分析,研究表明电力与能源需求引致的煤炭价格波动虽影响经济运行,但未传导至实际产出层面,为理解煤炭与宏观经济变量间的复杂关系提供了实证依据。张优智(2012)通过实证分析证实,1978—2010年间能源消费增长与中国经济增长存在显著正向关联,进一步强化了能源消费尤其是煤炭消耗在经济增长动力结构中的关键性。郑欢(2014)在其研究中充分肯定煤炭资源对我国经济发展的支撑效能,并借助面板数据非线性模型揭示中国煤炭需求与经济增长呈现库兹涅茨曲线特征,为解读两者间的非线性关系开辟了新路径,在理论层面丰富了煤炭经济关系的研究内涵。

国内学者针对煤炭消耗预测构建了多元方法论体系,大致可分为两类。其一,基于煤炭消耗影响因素深度解析的预测路径,部分学者采用能源消费弹性系数法与主要耗煤部门测算法预测中国煤炭需求。郭云涛(2004)通过系统梳理历史数据,运用能源消费弹性系数法勾勒煤炭需求趋势轮廓;李德波等(2006)综合多因素运用主要耗煤部门测算法细化煤炭需求测算;王妍(2008)在借鉴前人基础上优化相关方法,为煤炭需求预测提供新视角;张宏等(2007)采用情景分析法构建多维度情景框架,模拟不同情境下煤炭需求动态变化,为政策制定者提供了基于不同假设条件的决策信息矩阵;谢和平等(2019)融合能源消费弹性系数与能源消费总量需求,构建新型预测模型,捕捉煤炭在能源消费结构中的弹性特征。其二,基于时间序列法、BP神经网络模型法和灰色预测模型法等煤炭需求序列的预测路径[王立杰和孙继湖(2002);荆全忠和苏同营(2004);林伯强等(2007)],采用协整技术检验对长期煤炭需求进行模拟分析,通过检验变量长期均衡关系规避伪回归问题,提升了预测结果的稳健性与可靠性。

谢和平等(2018)基于我国煤炭开发利用现状与资源分布特征,以及能源结构的时序演变规律,提出煤炭自动开采与超低排放理念,致力构建煤基多元协同绿色清洁能源系统的煤炭革命战略框架,旨在从源头上推动煤炭行业的绿色可持续转型,在煤炭产业战略研究领域具有前瞻性引领意义。在"双碳"战略的大背景下,诸多学者也为能源转型与发展提供了宝贵见解。肖先勇和郑子萱(2022)提出,构建以新能源为主体的新型电力系统,是实现碳达峰与碳中和目标的重要路径。他们认为,随着新能源技术的不断演进和成本的持续优化,新能源发电将逐步取代煤炭发电在电力供应体系中的地位,有力推动能源结构向低碳化转型。这一观点与全球应对气候变化的主流趋势高度契合,为新能源产业的发展以及相关政策的设计奠定了坚实的理论基础。任世华和曲洋(2020)则精准剖析了新能源与煤炭深度耦合利用过程中面临的核心挑战,其主要集中在大规模制氢技术的创新、储能技术的突破以及成本控制方面。这些分析为相关领域的技术研发指明了方向,也为政策制定明确了关键着力点,助力推动新能源与煤炭的高效协同利用,加快能源领域的变革进程。

谢和平等(2021)从能源系统整体稳定性与我国能源国情出发,提出在"双碳"战略框架下煤炭仍将在电力调峰与能源安全保障中发挥兜底作用。煤炭凭借其资源储量、供应稳定性与成本优势,能够有效应对新能源发电的间歇性与波动性,在新能源尚未成熟的阶段,这一能源安全保障角色不可或缺。进而倡导煤与新能源深度耦合协同发展,构建煤电与风电、光电联合运行的新型能源利用模式,通过智能优化调度与精准控制实现能源供应的高效、稳定与低碳排放,为能源结构转型过渡提供了可行的实践方案。郝成亮(2022)进一步拓展煤炭清洁高效利用的研究边界,将煤炭利用路径精细划分为煤炭选洗、燃料发电、原料清洁转化与煤炭分散清洁燃烧等维度。在煤炭选洗环节,借助先进技术提升煤炭品质,降低杂质含量,削减燃烧污染物排放;在燃料发电领域,推广超超临界发电技术以提升发电效率,降低碳排放;在原料清洁转化层面,探索煤炭气化、液化等技术,实现资源梯级利用与价值增值;在煤炭分散清洁燃烧方面,研发适配工业与民用场景的清洁燃烧设备与技术,减少散煤燃烧污染。通过全方位促进煤炭清洁高效利用,推动"双碳"目标的实现,为煤炭行业的可持续发展明晰了转型路径与方向。

二、煤炭排放污染物的文献

长期以来,空气污染问题始终是全球关注的焦点议题,而煤炭作为关键污染源之一,其引发的污染问题更是学界探究的重要领域。相关研究主要聚焦于煤炭污染物的排放特征、治理策略以及相关政策的影响效应等核心方面。

煤炭发电在全球电力生产体系中占据着举足轻重的地位,然而其对环境造成的污染危害却不容小觑。煤炭燃烧时,会释放诸多气体与颗粒物,像二氧化硫(SO_2)、氮氧化物(NO_x)、二氧化碳(CO_2)以及粉尘。它们的排放,极大威胁着大气环境质量,王淑英(2005)已对此予以明确阐述。郝吉明等(2015)进一步提出,应从污染控制技术路线层面着手,针对电力行业以及炼焦行业等煤炭重点消费领域,大力推行煤炭清洁利用策略,以降低煤炭燃烧对环境的负面影响。

鉴于煤炭生产过程中所衍生的资源破坏与环境损害困境,我国学者开创性地提出了煤炭资源绿色开采理念,并探索出煤与瓦斯共采、保水采煤以及矸石直接填充采煤等创新技术路径,以此推动煤炭资源的绿色开采实践[缪协兴和钱鸣高(2009);龙如银和董洁(2005);汪海平等(2007)]。倪维斗和陈贞(2010)则提出,在中国CO_2减排战略布局中,应以煤化工领域为切入点,依托以煤气化为核心的多联产技术体系,实现煤炭的清洁高效利用,进而助力低碳经济的稳步发展。

支国瑞等(2015)通过深入细致的调查估算发现,河北农村地区散煤燃烧单位排放量所导致的烟粉尘与SO_2排放量,显著高于工业废气排放以及城镇生活污染所产生的相应污染物排放量,这一研究成果凸显了农村散煤燃烧污染问题的严峻性与特殊性。舒歌平等(1998)讨论比较了高硫煤脱硫技术及其带来的经济效果,并指出限产高硫煤的必要性和可能性,分阶段地解决煤炭消耗导致的SO_2排放量大和酸雨等问题。焦红光和胡正彬(2004)的研究表明,煤炭中包含硅酸盐矿物、碳酸盐矿物、金属硫化物以及硫酸亚铁矿物等多种成分,在燃烧时这些成分发生化学反应转化成烟尘、SO_2、NO_x、CO_2及微量重金属等物质,其排放到环境中会引发一系列环境问题,故而对煤炭中相应成分在燃烧时转化为污染物的过程进行研究,有助于深入理解煤炭燃烧污染的形成机制,为后续污染防治提供关键依据。

众多学者的研究成果共同证实,提升燃煤技术以提高燃煤效率,是有效缓解煤炭引发环境污染问题的关键举措。发展洁净煤技术能够显著削减粉尘与SO_2的污染排放,而动力煤洗选加工技术的持续升级,亦在减少燃煤污染物排放方面发挥了积极作用[濮洪九(2002);李东雄和陈昌和(2001);陈清如(2001);叶大武(2001)]。朱法华与王临清(2014)深入梳理煤电超低排放的发展轨迹,剖析其中面临的技术瓶颈,并将我国情况与国际主要燃煤国家的大气污染物排放标准进行对比分析,在此基础上清晰界定了煤电机组超低排放的概念。他们进一步提出,单纯满足煤电机组特别排放限制要求,对于煤电机组进一步实现超低排放而言,其减排效果与环境改善效益相对有限,故而需要积极开拓新的减排重点行业领域,以推动整体环境质量的持续优化与提升。

夏德建等(2010)运用全生命周期分析方法,精心构建了我国能源链碳排放计量的总体模型,同时搭建了各环节对应的子计量模型。通过对比研究,清晰地明确了燃煤发电环节乃是我国煤电能源链中温室气体排放的核心环节。陈军和李世祥(2011)针对煤炭消耗对污染排放的影响展开实证研究,结果显示,煤炭消耗对各项污染物排放的影响,经济发达地区要高于经济欠发达地区,并且煤炭消耗对废气排放的影响最为突出。潘玲颖等(2010)采用设定情况分析方法,对不同排放标准下2030年SO_2和NO_x排放总量进行预估。张保留等(2015)以燃煤污染物排放占比和污染物排放强度作为衡量指标开展研究,发现非电力耗煤相较于电力耗煤,对污染物排放及排放强度的影响更为显著,特别是在烟粉尘的燃煤排放差距方面表现明显。余江和张凤青(2016)发现燃煤消耗是中国各省$PM_{2.5}$污染的最主要来源,治理$PM_{2.5}$关键在于降低能源消费中对煤炭消耗的依赖。李莉等(2021)基于前人文献中煤炭的$PM_{2.5}$因子,核算并预测了煤炭消耗产生的CO_2和$PM_{2.5}$排放量,并表明需要在加强煤炭总量控制的同时开放利用清洁能源。

综上所述,对煤炭排放污染物的相关研究在揭示污染特征、探索治理策略以及评估政策效应等方面取得了显著进展,但仍面临诸多挑战与有待深入挖掘的研究方向,如新型治理技术的创新研发、政策协同效应的强化以及不同地区差异化治理模式的构建等,这些均需学者们在未来研究中持续关注与深入探索,为煤炭的清洁利用与环境保护提供更为坚实的理论支撑与实践指导。

三、新能源发电的文献

在煤炭引发的环境污染及公众健康问题备受瞩目的当下,于碳达峰与碳中和的宏大战略背景之中,能源结构转型已成为极为有效的治理路径。新能源对煤炭的能源替代以及煤炭供应的转型等议题在学术界引发了广泛而深入的探讨。与之相伴而生的,则是对新能源发电相关文献研究的高度聚焦,其主要涵盖新能源发电技术及其成本、当时所实施的政策对新能源发电的作用效能、新能源的环境绩效等方面。

在新能源发展的初期阶段,政府政策无疑起到了中流砥柱的关键作用,尤其在优化能源结构以及提升绿色能源占比方面成效卓著。正如 Lipp(2007)所指出的那般,丹麦、德国以及英国在清洁能源发展领域的斐然成就,得益于其上网电价补贴政策与组合标准政策的精心且合理的设计。Bird 等(2003)在对美国 12 个州清洁能源发展状况的深入研究中发现,政策驱动因素,诸如组合标准政策、财政激励措施以及市场交易规则等,乃是推动清洁能源蓬勃发展的核心动力。在中国的语境下,政策因素同样构成了清洁能源发展进程的重要保障基石。刘文君和张莉芳(2022)的研究清晰地表明,绿色电力证书交易机制与可再生能源配额制有效地优化了能源结构,极大促进了清洁能源的广泛推广。与此同时,财政补贴、税收优惠等政策工具亦显著地增加了新能源发电的总量(Marques, et al.,2010;Sung & Song,2014)。综上所述,政策激励举措对于清洁能源的高速发展无疑具有不可或缺的关键意义与作用。

尽管政策在新能源发展进程中的总体作用呈现出积极态势,然而其实际效果却深受地区政治、经济以及资源禀赋差异的显著影响,进而在不同国家与地区之间展现出鲜明的差异性。Vachon 和 Menz(2006)的研究揭示出,由于监管环境、政治利益诉求以及资源分布状况的各不相同,各州的清洁电力政策效用可谓千差万别。例如,丹麦与德国的政策在推动风能发展方面成效斐然,但在资源禀赋欠佳的地区,这些政策的作用却显得颇为有限。

能源安全始终是我国的关键战略要点,众多学者在相关研究中致力于预测中国化石能源消费以及煤炭消耗的峰值规模与大小。当前的研究大多聚焦于新能源发展对碳减排等环境要素的影响,而针对新能源发展对电力行业煤炭影响展开实证分析的研究则相对匮乏。此类研究大致可分为两类:其一,从新能源技术进步的视角出发,如仓定帮等(2020)借助能源技术进展来预测新能源对传统化石能源消费量的作用效应;其二,主要从成本维度切入,如聂龑和吕涛(2015)认为,相较于燃煤发电,在考虑环境成本的情形下,光伏发电成本虽会逐年递减,但在完全成本计价模式下,短期内难以真正实现对煤炭发电的有效替代。此外,新能源发电的消纳能力亦是影响煤炭消耗的关键要素之一[胡泊等(2013)]。现有研究普遍认为新能源发展替代燃煤发电还需要一个长期的过程。

为有效应对全球环境恶化的严峻挑战,保障能源安全并创造就业机会,全球主要经济体纷纷致力于推动风能、太阳能以及生物燃料等新能源的蓬勃发展。新能源对环境产生正向作用的论点看似简明扼要:清洁可再生能源将逐步取代传统化石燃料,进而削减发电环节所产生的污染物排放,缓解环境恶化。例如Wang等(2023)明确提出,提高新能源发电的占比乃是实现环境改善的根本途径之一。然而,可再生能源对环境保护的作用并非毫无争议,无论是太阳能抑或生物质能领域均是如此。Zivin等(2014)的研究表明,美国太阳能对环境的影响在很大程度上取决于被太阳能所取代的煤炭发电厂的地理位置。Searchinger等(2008)以及Hertel等(2010)认为,间接使用土地引发的额外碳排放可能会掩盖乙醇取代汽油所带来的碳节约效益,例如玉米乙醇生产增加导致粮食价格上扬,进而促使发展中国家将更多的土地(包括林地)转化为农业用地,释放出大量的碳排放。近期关于间接市场影响的研究已拓展至液体燃料市场,静态国际贸易模型被广泛应用于评估美国乙醇政策对国内及国际汽油价格与消费水平的影响(Rajagopal, et al., 2011; de Gorter & Drabik, 2011; Thompson, et al., 2011; Grafton, et al., 2014; Allaire & Brown, 2015)。鉴于生物燃料在液体燃料市场中所占份额相对较小,这些研究发现生物燃料政策对汽油消耗与温室气体排放的影响颇为有限。Holland等(2009)在静态模型中进一步论证,即便生物燃料确实具备较低的碳足迹,诸如限制燃料碳强度的低碳燃料标准等政策亦未必能够切实减少总体碳排放。

尽管新能源属于低碳清洁能源范畴,但在其整个生命周期内并非实现"净零排放",这亦是引发诸多争议的原因之一。Xu等(2022)与张雅娟等(2023)认为,从全产业链的视角来审视,新能源在制造、安装、材料运输以及设备退役处理等阶段均不可避免地会产生一定数量的温室气体及其他污染物,这些物质对地球系统关键过程构成威胁。生命周期评估通常被广泛应用于评价一种产品或一类设施从"摇篮到坟墓"全过程对环境所产生的影响。Xie 等(2020)、Kumar 等(2019)、于随然和李鹍(2014)以及刘聚明和王志伟(2014)将环境效应的生命周期评估方法应用于能源电力系统。牟初夫等(2017)对主流新能源发电减排测算方法展开综述,涵盖潜力评估、发电量替代、因减少碳排放产生的环境效益、项目整体碳排放削减量计算 4 个方面。同时,深入钻研新能源技术进步率的科学预估办法、新能源发展与减排效益精确评估体系的搭建,以及当下碳目标背景里新能源产业的前行方向。宋静怡等(2020)以甘肃新能源为研究对象,借助多种假设情景展开分析,探寻新能源发电全生命周期内环境价值与经济价值的最优配置比例。研究得出推进燃煤电厂脱硝、脱硫、脱碳改造,以及合理处置新能源废弃物等措施,能有效降低新能源对环境的负面影响这一结论。

四、煤炭发电引起的污染对健康的影响研究

煤炭发电引发的空气污染问题由来已久,其对公众健康的潜在威胁已引起国内外学术界的高度重视与深切关注。因此相关研究在多学科交叉的视域下逐步深入拓展,涵盖了多个关键层面与核心研究方向。

(一)空气污染与公众健康

空气污染与公众健康之间的内在关联已然成为多学科协同探究的关键领域,众多研究在此范畴内形成了多个核心关注点。其一,大量实证研究致力于剖析空气污染对预期寿命及死亡率的影响程度与作用机制(Barreca, et al., 2021;Dedoussi, et al., 2020;Deryugina, et al., 2019;Do, et al., 2018;Ebenstein, et al., 2015;He, et al., 2016;Hollingsworth, et al., 2021;Knittel, et al., 2016;Lelieveld, et al., 2015;Margaryan, 2021;Tanaka, 2015),他们通过严谨的数据分析与模型构建,试图揭示空气污染水平的波动如何在宏观层面上影响特定区域内人群的预期寿命分布以及死亡率的动态变化趋势。其二,另有相当一部分研究者将研究焦点锁定于空气污染对特定疾病,尤其是呼吸道和心血管疾病的致病机理与健康影响程度(Beatty & Shimshack, 2014;Blundell & Kokoza,

2022；Godzinski & Castillo，2021；Janke，2014；Jans，et al.，2018；Margaryan，2021；Pan，2023；Ward，2015）；最近的研究发现，空气污染不仅影响眼部和心脏健康，还会引起高危妊娠相关症状（Rafiq & Rahman，2020）。这些研究成果不仅有助于深入理解空气污染在微观层面上对人体生理机能的损害路径，而且为量化空气污染所造成的社会健康成本奠定了坚实基础，进而为环境与健康政策的精准制定提供了不可或缺的关键依据。

然而，随着研究的深入推进，近期研究逐渐发现先前研究存在局限性，很可能低估了污染导致的健康问题。例如，空气污染对心理健康、睡眠障碍以及认知表现等方面的影响在过往研究中并未得到足够的重视，从而可能导致对污染之于健康影响的整体低估（Duque & Gilraine，2022；Heyes & Zhu，2019；Xie，et al.，2023；Zhang，et al.，2018；Zhang，et al.，2017）。此外，从研究的地域分布特征来看，此类研究大多集中于发达国家，尽管针对发展中国家的相关研究数量呈现出逐渐增长的态势，但总体而言仍然相对匮乏。这种地域分布的不均衡性在一定程度上限制了研究成果的普适性与全面性，使得我们难以在全球范围内全面而深入地理解空气污染对不同社会经济背景与环境条件下人群健康的影响差异。

（二）燃煤电厂与公众健康

在对空气污染来源的精细化研究中，燃煤电厂作为重要的污染源之一，其对空气污染的"贡献"以及由此引发的健康问题成为一个重要的研究分支。部分研究者已敏锐地察觉到能源相关污染所暗藏的巨大健康成本（Adhvaryu，et al.，2023；Beach & Hanlon，2018；Cesur，et al.，2017；Chen，et al.，2018；Chen，et al.，2013；Chu，et al.，2023；Clay，et al.，2016；Currie，et al.，2015；Ebenstein，et al.，2017；Fan，et al.，2020；Yang & Chou，2018）。部分研究者借鉴相关成果，巧妙地利用燃煤电厂的关闭或启用、风向变化等特殊现象作为外生冲击变量，以此来精准量化燃煤重工业污染对各类健康问题的影响程度（Currie，et al.，2015；Yang & Chou，2018）。然而，这类研究的主体主要聚焦于发达国家，对于发展中国家而言，其独特的社会经济发展阶段、环境治理现状以及人群健康特征，使得污染与健康之间呈现出更为复杂的非线性剂量反应关系。并且，发展中国家经济主体的污染规避行为与发达国家存在显著差异，相对较高的污染程度可能会引发更为严重的健康后果。但令人遗憾的是，当前针对发展中国家情况的深入研究相对匮乏。据现有的认知,仅有少数研究利用了省级或县级汇总数据来估算依赖煤炭的工厂相关的死亡率(Chen, et al., 2021; Rafiq & Rahman, 2020),可见整体上人们对发展中国家煤电厂污染影响健康的认识远远不足,亟待更多学者投入精力开展深入研究。

(三) 空气污染与公众健康影响的估计测算

深入剖析空气污染对人体健康影响的具体机制的研究,主要涵盖了多个重要方面,其中对经济损失估算与空气污染和死亡率关系的研究尤为关键。

在经济损失估算方面,於方等(2007)充分考虑到空气污染对健康影响的非线性关系,运用科学合理的测算方法对我国2004年空气污染程度对人体的影响进行了细致测算,并进一步估算出当年空气污染给我国造成的经济损失范围在1 703亿—6 446亿元之间,为量化空气污染的经济成本提供了重要参考。曾贤刚等(2010)也从生命价值损失的角度进行了深入评估,进一步丰富了我们对空气污染经济影响的认识。

在空气污染与死亡率关系的研究方面,Pope等(2002)、Boldo等(2006)针对美国、欧洲等地区的研究均表明$PM_{2.5}$浓度的增加会显著导致死亡率上升。常桂秋等(2003)、贾健等(2004)对国内主要城市的TSP(总悬浮颗粒物)和硫化物等与死亡率之间的关系进行系统研究后,得出的结论与国外基本一致,这些国内外研究从案例分析和统计意义上都确凿地证明了空气污染与死亡率增加之间存在紧密联系,为进一步研究空气污染对健康的危害提供了有力的实证基础。从病理学角度出发,流行病学家孙志豪和崔燕平(2013)深入分析了$PM_{2.5}$的致病机理,明确指出$PM_{2.5}$会导致心肺疾病发生率显著增加,为空气污染对人体健康具有影响提供了极具说服力的直接证据。毒理学相关研究也表明$PM_{2.5}$对人体呼吸系统、心血管系统等均具有毒性作用,根据刘晓莉等(2005)以及王东等(2008)的研究而知,这些毒性会作用于人体的神经系统、呼吸系统等,造成长期的、持续性的影响,进而对预期寿命产生不可忽视的影响。

然而,需要着重指出的是,上述众多研究普遍存在一个较为严重的技术问题,即未能有效地解决内生性问题。内生性问题的存在使得研究模型中的解释变量与误差项之间存在相关性,从而导致其估计结果并非无偏一致,在一定程度上削弱了研究结论的准确性和可靠性。在这一方面,健康经济学家们积极探索,做出了一系列具有创新性的贡献。Greenstone 和 Hanna(2014)借助不同地区的政策事件,采用断点回归或工具变量等先进方法来解决内生性问题,进而深入研究空气污染、水污染对婴儿死亡率、预期寿命、新生儿体重与健康等多方面健康指标的影响(Chay & Greenstone, 2003; Currie, et al., 2009; Luechinger, 2014; Arceo, et al., 2016)。此外,考虑到中国特殊的国情和环境政策背景,一些学者专门针对中国近些年来集中供暖政策、高速公路免费等特定事件或政策展开研究,以中国为例深入探讨空气污染对人的寿命、婴儿死亡率等的影响(Chen, et al., 2013;陈硕和陈婷,2014;Ebenstein, et al., 2015; Tanaka, 2015)。Wang 等(2024)利用准自然实验深入分析了环境法规对中国重工业在住院和医疗支出方面的影响,为中国在环境政策制定与健康效应评估方面提供了有力的参考。

第二章 煤炭燃烧对居民健康的影响
——基于地区数据的研究

本书的主要目标为获取地区的煤炭燃烧数据。需要明确的是，本地区所发的火电是否供给外地区使用或本地区使用的火电是否来自外地区的高压传输等问题不在本书讨论范畴内，本书只讨论本地区煤的实际燃烧量，因为只要发生了煤炭燃烧，就会伴随着污染物的排放，导致空气质量下降，就会对居民的健康造成影响。由于煤炭的特殊性，它既能作为一次能源，又能作为二次能源，所以煤炭数据来源只有省级的煤炭平衡表提供的数据，在所有可得的数据库中，缺乏市级的煤炭燃烧数据。本章的工作基础是首先估算出了中国的市级煤炭燃烧数据，这是本书的重要贡献；然后将估算所得数据匹配市级的预期寿命、死亡率、婴儿死亡率等，以此分析煤炭燃烧对健康的影响；并采用DID模型（双重差分模型）、断点回归模型、工具变量法等方法，解决内生性问题，实现因果推断，以获取无偏的估计结果。

第一节 市级煤炭数据的生成

研究所需的核心解释变量是地级市层面的单位GDP煤炭消耗量。然而，当前公开的统计数据仅提供了省级层面的煤炭消耗数据，因此，对地级市的煤炭消耗量进行估算势在必行。一种直观的估算方法是，利用可获取的各地级市单位GDP能耗和GDP数据，便能计算出地级市每年的能源消耗总量。这些能源按类别可划分为煤炭、电力、石油、天然气等。理论上，从能源消耗总量中减去除煤炭之外的其他能源量，即可得到各地当年的煤炭燃烧量，但此方法存在一定问题。

在单位 GDP 能耗计算中,能源消费总量采用的是狭义概念,仅涵盖从自然界直接获取或经加工、转换得到的一次能源,二次能源不能重复计算。这就导致在计算总能耗时,火力发电等行业要么仅计算发电用煤量(作为一次能源投入),要么仅计算用电量(作为二次能源产出后的使用量),不会出现重复计算的情况。此指标说明来自 2013 年中国统计出版社出版的《中国主要统计指标诠释》(第二版)。如此一来,依据上述方法直接扣除电力消耗时,火电部分的存在会使估算的煤炭消耗量出现偏差。

鉴于此,本章从各地能源统计数据的内在联系入手,借助《中国电力统计资料汇编》里全国各地火力发电厂的企业级数据,甄别出煤炭消耗与用电量中重复计算的部分,以此更精准地核算城市级别的煤炭消耗量。具体而言,全国城市大致可分为两类:电力输入地区和电力输出地区。电力输入地区指本地发电量小于用电量,需从外地购入电力能源的地区;反之,向外地输送电力的地区则为电力输出地区。对于电力输入地区,其能源统计数据的关系如图 2-1 所示。

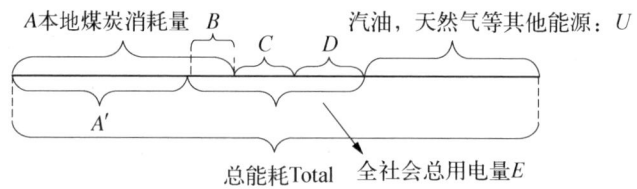

图 2-1 能源统计数据关系一

从图 2-1 中能够看出,我们所能获取的数据包含总能源消耗,以及按照能源类别划分的煤炭、电力、汽油、天然气等能源数据。鉴于此地区属于电力输入地区,全社会用电量可细分为火电部分 B、外来电力部分 C,以及水电、核电等其他形式的发电量 D。当地实际燃烧的煤炭涵盖用于生活和生产活动所消耗的煤炭 A' 以及火电部分的煤炭 B。所以,倘若采用从总能耗中扣除其他能源的方法,我们最终得到的是 A',并非真实的煤炭燃烧量 A。这表明,对于电力输入地区,该方法估算出的煤炭消耗量要小于实际值。

为解决这一问题,需在 A' 的基础上加上本市火力发电所消耗的煤炭 B。我们通过线上地图 API(应用程序编程接口),将《中国电力统计资料汇编》中的发电厂名称与对应城市进行匹配,针对无法匹配的电厂,则借助引擎搜索来确定其位置,由此明确各个地级市的电厂数量,以及这些电厂每年的煤炭使用量。如此一来,便能准确统计出当地每年火力发电所消耗的煤炭量 B。所以,电力输入地区真实的煤炭消耗量计算公式为:$A=\text{Total}-U-E+B$。

同样,对于电力输出地区,我们也可以得到与图 2-1 类似的能源统计数据关系。能源统计数据关系二如图 2-2 所示:

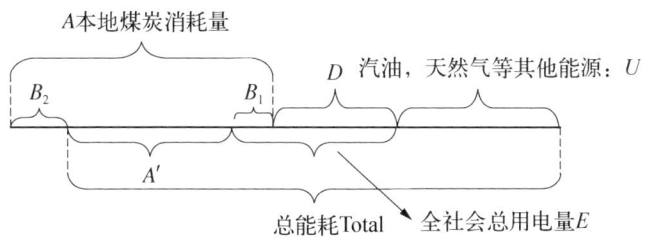

图 2-2 能源统计数据关系二

从图 2-2 中能够看出,在电力输出地区,煤炭消耗可分为三个部分:一是用于向外地输出电力的火力发电部分 B_2;二是本地生活及生产所使用的煤炭 A';三是供应本地用电的火电所需煤炭 B_1。若采用从总能耗中扣除各类能源消耗的估算方式,最终得到的结果是 A',但真实的煤炭消耗量 A 应包含 A'、B_1 与 B_2,这说明该估算方法会低估实际的煤炭消耗。与电力输入地区的解决思路一致,要想得到准确的煤炭消耗量,需在 A' 的基础上加上被遗漏的 B_1+B_2 部分,即 $A=\text{Total}-U-E+B_1+B_2$。而 B_1+B_2 的具体数值,同样能够借助《中国电力统计资料汇编》中发电厂的微观数据获取。

第二节 煤炭消耗与预期寿命
——基于工具变量法的估计

一、引言及背景

煤炭燃烧会产生硫化物、氮氧化物、悬浮颗粒物等对人体有害的物质,这些有害物质会严重地污染空气,从而对人们的健康和寿命造成影响。在本章的内容中,我们采用全国 255 个城市 2005—2012 年的面板数据,以各个城市每年低于

0℃的天数、各个城市到三大煤炭主产区的加权距离和全年平均气温作为煤炭消耗量的工具变量,从而无偏地估计出煤炭消耗量每增加1 000万吨将会使平均预期寿命减少2.4年。通过检验,本章所采用的工具变量具有有效性和外生性,最终估计结果高度稳健。

由于煤炭资源的自然禀赋优势,其一直被当作我国能源消耗中最主要的构成部分。自1978年以来,煤炭消耗占我国能源消耗的比重维持在70%左右,高于世界平均40%的水平。虽然近年来,石油、水电等能源形式占我国能源比重略有上升,但煤炭作为能源结构绝对主要成分这一情况并未改变。当然,由于我国能源储量特点,煤炭作为最廉价的能源形式,成为我国能源结构的主要构成也具有一定的合理性。

然而,煤炭也是造成污染最多的能源之一。煤炭燃烧排放出的硫化物、氮化物以及悬浮颗粒物都会造成大量的空气污染,进而影响人体健康,减少寿命。图2-3展示了煤炭燃烧产生的主要污染物及其分别对人类健康的危害,该图源自绿色和平组织2010年发布的报告《煤炭的真实成本——大气污染与公众健康》。

中国生态环境部2013年环境统计年报显示,国内煤炭消耗最多的地区也是目前空气污染最严重的几个地区。这些地区(后文简称"三区十群")包括京津冀、长三角、珠三角地区,以及辽宁中部、山东、武汉及其周边、长株潭、成渝、海峡西岸、山西中北部、陕西关中、甘宁、新疆乌鲁木齐等城市群,区域总面积达132.56万平方千米。绿色和平组织在2010年发布的《煤炭的真实成本——大气污染与公众健康》报告中指出,我国煤炭排放占比颇高,烟尘排放的70%、二氧化硫排放的85%以及氮氧化物排放的67%皆源于煤炭燃烧。京津冀、长三角与珠三角这三大城市群,虽仅占全国6.3%的国土面积,煤炭消耗量却达到全国总量的40%。2013年,"三区十群"工业废气排放量达361 125亿立方米(标态),在全国工业废气排放总量中占比54.0%。其中二氧化硫排放量为932.8万吨,占全国二氧化硫排放总量的45.6%;氮氧化物排放量为1 076.6万吨,占全国氮氧化物排放总量的48.3%;烟(粉)尘排放量为528.1万吨,占全国烟(粉)尘排放总量的41.3%。因此重污染天气也在这些地区大范围同时出现。

"三区十群"的二氧化硫排放情况、氮氧化物排放情况、烟(粉)尘排放情况如图2-4、2-5、2-6所示。

第二章 煤炭燃烧对居民健康的影响

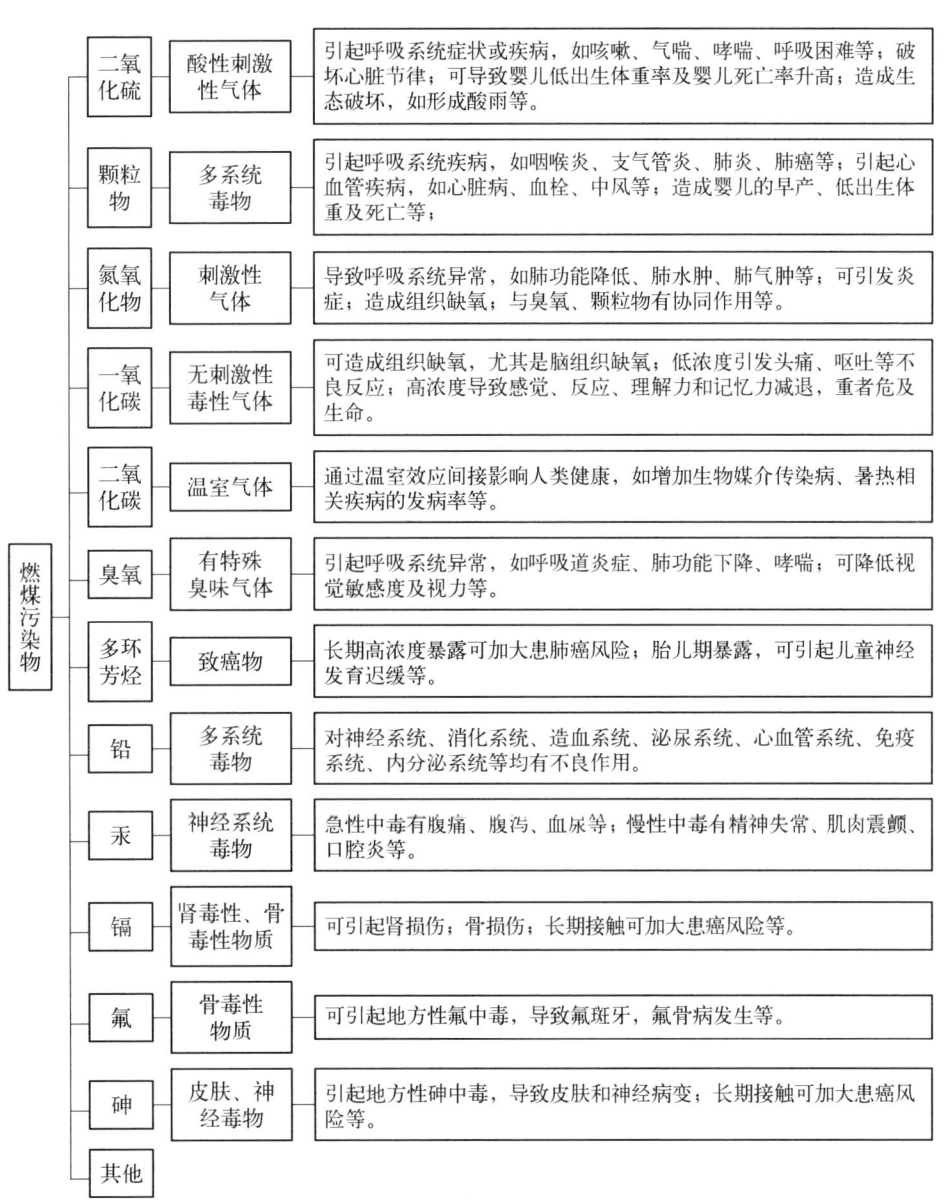

图 2-3 煤炭燃烧主要污染物及其对健康的危害

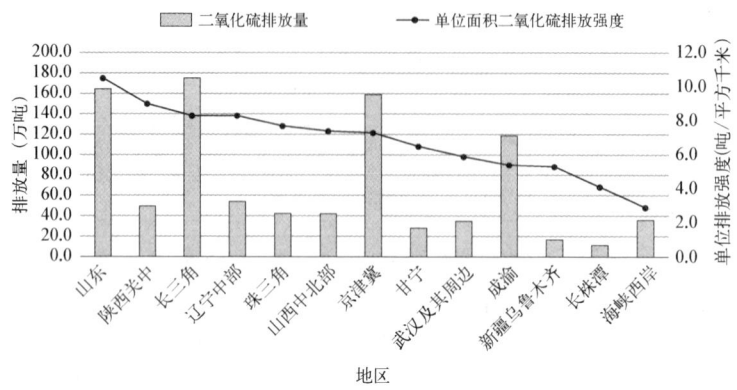

图 2-4　三区十群的二氧化硫排放情况①

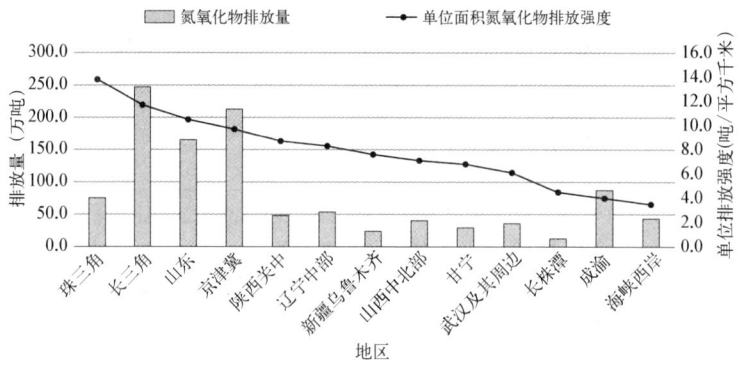

图 2-5　三区十群的氮氧化物排放情况②

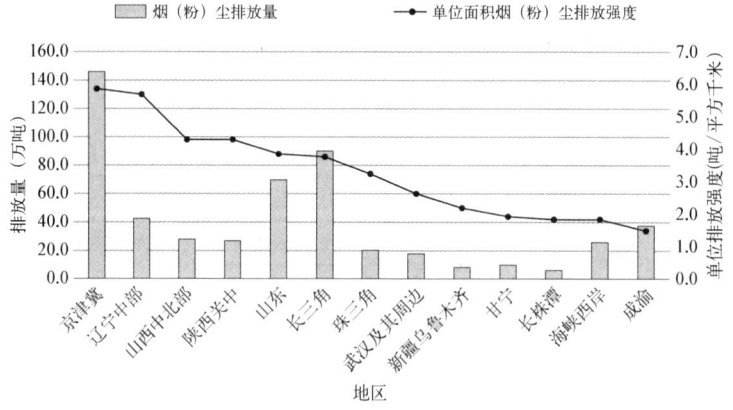

图 2-6　三区十群的烟(粉)尘排放情况③

---

① 数据来源：生态环境部网站。
② 数据来源：生态环境部网站。
③ 数据来源：生态环境部网站。

2013年三季度空气质量最差的10个城市分别是邢台、石家庄、唐山、邯郸、济南、衡水、天津、保定、郑州和廊坊。这些城市无一例外都在"三区十群"范畴内。

人若长期暴露在这些污染物中,将会出现心肺类疾病,呼吸系统慢性病等一系列病症,尤其老年人和婴幼儿群体会受到更大、更久的影响。其中,最著名的当数1952年冬季的伦敦烟雾事件。这一事件仅4天的时间就导致4 000余人死亡,其中以老人和儿童居多,且死因多为心肺类疾病。而且这一事件并没有简单地随着烟雾的散去而消失,据估计,这一事件对人体的长期影响,最终共导致12 000人死于呼吸系统相关疾病。

不过,如何准确地估计出煤炭消耗对人寿命的影响程度是一件重要而又难以解决的问题。本章将每年低于0℃的天数、到三大煤炭主产区的加权距离和全年平均气温作为煤炭消耗量的工具变量,从而解决内生性问题,较为准确地估计出煤炭消耗量对预期寿命的影响。本章选取每年低于0℃的天数和年平均气温作为工具变量的逻辑在于,由于燃烧煤炭的主要目的为获取煤炭燃烧的热量,温度的高低会影响煤炭的热转化效率,进而影响煤炭的消耗。同时,由于在中国,冬季很多地区依赖燃烧煤炭取暖,尤其是北方地区基本采用集中供暖的方式,因此低于0℃的天气越多,煤炭的消耗也越多。而用各个城市到三大产煤区的加权距离作为工具变量的逻辑在于,这一加权距离的大小影响着本地用煤的成本,加权距离越大,将煤炭运到本地的运输成本越高,就会越促进其他能源替代煤炭能源。三大产煤主产区的定义和加权距离计算方法可见本节第五部分。

估计结果显示煤炭消耗量每增加1 000万吨将会使平均预期寿命减少2.4年。当然,需要说明的是,这一结果并不能简单应用到其他国家和地区,因为空气污染的严重程度对人体的影响并非简单的线性关系。这一基于中国数据估计的结果在同样污染较严重的发展中国家也具有一定的参考价值,但对于空气清洁程度较高的地区,估计出的影响结果很可能偏高。

理论意义上,本节的估计即为煤炭消耗对人体健康成本的无偏估计。以往的研究多是从病理学、环境科学等角度进行分析,但尚未能够准确地估计出煤炭消耗对人体健康的影响程度。因此无偏地估计出煤炭消耗对预期寿命的影响是本章的主要贡献。

实际上,本文的研究也为目前一些政策的制定提供了依据。从长远的发展来看,绿色可持续发展意味着需要放弃以往"高污染""高排放"的发展模式,这必然会在短期内对经济发展产生负面影响(从历史经验看,世界其他国家的快速发展必然伴随着石油、煤炭等化石燃料的大量消耗),然而任何事物都有两面性。从收益角度看,选择绿色可持续发展的道路能够改善人居环境,提高全民的健康水平和延长预期寿命,同时减少由大气污染造成的直接损失(例如因心肺类疾病导致的医疗、就诊、误工等成本)和间接损失(身体状况对工作效率的影响等)。从短期的措施看,对企业污染物处理设备的规定,以及集中供暖等公共政策的实施都需要审慎地从成本和收益两个角度进行权衡。

二、数据说明与描述性统计

本节的分析数据来自中国 255 个地级市(包括地级市、自治州、盟等)2005—2012 年的面板数据,其中被解释变量为平均预期寿命。由于无法获取地级市的平均预期寿命,我们通过第五次(2000 年)和第六次人口普查(2010 年)报告中公布的各年龄段死亡人数和年平均人口计算得到相应数据,并通过计算复合增长率的方法得到各个城市每一年的预期寿命。本节将采用蒋氏法计算平均预期寿命,第一步,将人口数按照不同年龄进行分组,利用当年户籍人口数和构成比计算出各年龄组的死亡率;第二步,根据各年龄组死亡率求得各年龄组死亡概率;第三步,计算各年龄组的死亡人数和尚存人数;第四步,计算各年龄组的生存人年数以及生存总人年数;第五步,计算平均预期寿命。更具体的计算部分在本节第五部分详细介绍。

本节的解释变量包括煤炭消耗量、气象类数据、经济类数据、到煤炭主产区加权距离和生态数据。

其中最主要的解释变量是煤炭消耗量。但由于煤炭消耗量只有省级数据,没有地级和市级数据,仅用省级数据进行研究,会导致研究太粗糙。因此本章将首先对市一级煤炭消耗量进行估算。中国从 2005 年开始要求地级市公布单位 GDP 能耗数据,那么我们就能够据此推知各地市的总能耗。在中国目前的能源消费结构中,煤炭的份额是 70% 左右,石油约占 20%,电的份额接近 10%,天然气和其他能源的比重则非常小,仅有北京、上海等少数几个特大城市的天然气消费量占比能够超过 5%,大部分城市的天然气消耗量占比往往低于 1%。因此,我们可以通过总能源消费量减掉其余能源消费量的方式估算出煤炭消耗量,即:

$$煤炭消耗量 = 总能源消费量 - 石油消费量 - 用电量$$

其中,总能源消费量采用单位GDP能耗乘以GDP得到,全社会用电量取自各市统计年鉴。与煤炭消耗量的获取情况类似,现阶段难以获取市一级的石油消费量数据。因此,我们选择借助当地汽车保有量来估算总石油消费量。具体操作方式为:先计算出各市所在省份的石油消耗量与汽车保有量的比值,以此确定单位汽车保有量的油耗。然后,将各市的汽车保有量与该单位汽车保有量油耗相乘,进而估算出当地的石油消费量。其实,还有一种思路,即通过全国总的石油消费量与总汽车保有量之比得出单位汽车耗油量。然而,考虑到不同省份存在差异,我们最终采用了前一种基于各省份数据的估算方法。需要说明的是,在油品类能源消费中,除汽车外还有工程机械等石油需求方,但这一类石油消费量非常小,因此我们的这一估算方法仍可以看作是一种有效估计。

为了验证我们的估算是否准确,可以用我们估算出的各个市的煤炭消耗量加总得到分省的煤炭消耗量,与《中国能源统计年鉴》中的分省煤炭消耗量数据比较得知估算值基本能够与权威发布的数据吻合。除北京、上海等少数特大城市由于天然气使用较多,误差相对偏大外,大多数城市数据基本吻合(如图2-7所示)。

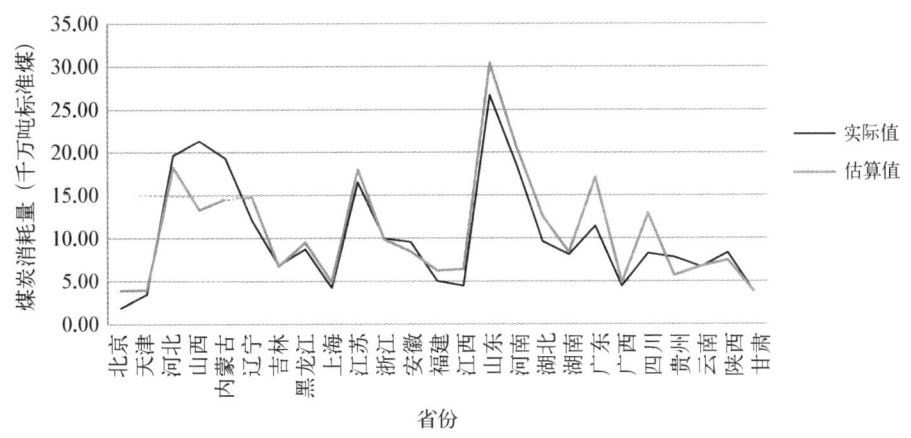

图2-7 分省煤炭消耗量估算值与实际值比较

气象类数据包括各个城市每年降水天数、每年低于0℃的天数以及全年平均气温。其中,每年降水天数包含降水量没有达到0.1 mm的情况。选取每年降水天数作为解释变量的原因在于降水能够有效改善空气质量,那么同样的煤炭消耗量在降水较多的地区对人体的危害也更小。而每年低于0℃的天数和全年平均气温则如前所述,都将作为煤炭消耗量的工具变量。

经济类数据包括：各个城市城镇居民人均可支配收入、人均医疗床位数和人均医生人数。其中，人均医疗床位数和人均医生人数均根据户籍人口得到。其中人均可支配收入表示一个地区的富裕程度，而人均医疗床位数和人均医生人数则表示该地区医疗服务条件的好坏。

还有各个城市到煤炭主产区的加权距离是煤炭消耗量的第3个工具变量。本章在数据方面的另一贡献在于控制了生态因素即森林对人体寿命的影响。森林覆盖率表示一个地区生态环境的情况，森林覆盖率越高，表示这一地区的自净能力越强，整体生态情况越好，该地区对空气污染的净化吸收能力也更强。而本章森林数据的获取方法也适用于其他相关的经济学研究。具体来讲，鉴于年鉴中缺乏森林等生态方面的相关指标，我们转而从各地级市的《土地利用总体规划（2006—2020年）》中获取数据。土地利用总体规划，是根据国家社会经济可持续发展的要求和当地自然、经济、社会条件，在特定的区域内对土地的开发、利用、治理、保护在空间上、时间上所作的总体安排与布局，是国家实施土地用途管制的基础。按照中国行政区划，该规划分为全国、省（自治区、直辖市）、市（地）、县（市）、乡（镇）五级。虽然土地利用总体规划并非年鉴，但它属于当地人大颁布的地方性法规文件，所以其数据的可靠性毋庸置疑。规划内土地的现状为当地2005年土地利用情况，之后便为预期性指标，但由于该文件本身是立法性文件，因此预测值具有相当高的可信度。我们利用该规划中2005年的实际指标和2010年的预期性指标来计算复合增长率，从而得到2005—2012年的森林面积。

本节所用数据的描述性统计见表2-1。

表2-1 描述性统计

变量名称	单位	观测数	均值	最小值	最大值	标准差
平均预期寿命	岁	2 040	77.59	66.95	85.49	2.29
煤炭消耗量	千万吨标准煤	2 040	0.88	0.005	5.75	0.86
年降水天数	天	2 040	146.88	37	267	41.9
低于0℃的天数	天	2 040	58.21	0	223	60.38
全年平均气温	℃	2 040	14.59	−2.7	24.58	5.34
城镇居民人均可支配收入	万元	2 040	1.52	0.015	4.02	0.58

续 表

变量名称	单 位	观测数	均值	最小值	最大值	标准差
人均医疗床位数	张/万人	2 040	34.05	2.69	290.3	14.48
人均医生人数	个/万人	2 040	17.25	2.56	110	7.49
到煤炭主产区加权距离	—	2 040	11.12	2.05	21.44	4.37
森林覆盖率	—	2 040	0.35	0.0045	0.89	0.24

注：1. 由于不同统计年鉴的统计口径存在差异，因此，我们尽量以各地级市的统计年鉴为准，其中缺失的数据则以各省的统计年鉴为准。在这些年鉴中无法得到的数据则通过各地的国民经济与社会发展统计公报和《中国能源统计年鉴》等专门性年鉴补充缺失数据。
2. 森林面积和其他土地方面数据来自各地级市土地利用总体规划(2006—2020年)。
资料来源：2005—2012年各地级市统计年鉴、各地级市国民经济与社会发展统计公报、各省统计年鉴、《中国能源统计年鉴》《中国区域经济统计年鉴》、各地级市土地利用总体规划(2006—2020年)。

三、实证结果与分析

本节的基准回归方程为：

$$lifespan_{it} = \beta_0 + \beta_1 \widehat{coal}_{it} + \eta X + u_{it} \tag{1}$$

$$\widehat{coal}_{it} = \gamma_0 + \gamma_1 below_{it} + \gamma_2 dis_{it} + \gamma_3 tem_{it} + \lambda X + v_{it} \tag{2}$$

其中 $lifespan$ 为预期寿命，$below$ 表示每年低于0℃的天数，dis 表示到主要煤炭主产区的加权距离，tem 表示全年平均气温。i 和 t 分别表示第 i 个城市和第 t 年。X 表示其他自变量。本章所有回归均采用固定效应回归。

为了说明工具变量的有效性，表2-2给出了2SLS第一步回归结果。

表2-2　2SLS第一步回归结果

	煤炭消耗量(1)	煤炭消耗量(2)	煤炭消耗量(3)	煤炭消耗量(4)	煤炭消耗量(5)
年降水天数	−0.000 2 (0.000 25)	−0.000 22 (0.000 25)	—	−0.000 2 (0.000 25)	−0.000 2 (0.000 25)
低于0℃的天数	0.000 56 (0.000 5)	0.000 55 (0.000 5)	0.000 57 (0.000 5)	0.000 57 (0.000 5)	0.000 53 (0.000 5)
全年平均气温	−0.006 9 (0.007 7)	−0.006 4 (0.007 7)	−0.005 6 (0.007 2)	−0.006 9 (0.007 7)	−0.007 (0.007 7)

续表

	煤炭消耗量(1)	煤炭消耗量(2)	煤炭消耗量(3)	煤炭消耗量(4)	煤炭消耗量(5)
城镇居民人均可支配收入	0.377*** (0.024)	0.373*** (0.024)	0.375*** (0.024)	0.378*** (0.023)	0.38*** (0.024)
人均医疗床位数	0.000 18 (0.000 75)	0.000 1 (0.000 7)	0.000 16 (0.000 75)	—	0.000 31 (0.000 8)
人均医生人数	0.001 9 (0.002)	0.001 9 (0.002)	0.002 (0.002)	0.002 (0.002)	—
到煤炭主产区加权距离	−0.164*** (0.041)	−0.171*** (0.041)	−0.164*** (0.041)	−0.164*** (0.041)	−0.16*** (0.041)
森林覆盖率	−0.885** (0.458)	—	−0.894** (0.457)	−0.873* (0.461)	−0.889** (0.46)
工具变量 F 检验对应 p 值	0.001	0.000 4	0.001	0.000 9	0.001 3
R^2	0.419	0.418	0.419	0.419	0.419

注：括号内的值为稳健的标准误。*、**、***分别表示在10%、5%和1%的显著性水平上显著。

由于本章有3个工具变量，因此可以通过Hansen J 统计量进行过度识别检验，从而验证工具变量的外生性。检验结果见表2-3。

表2-3 Hansen J 检验

	回归(1)	回归(2)	回归(3)	回归(4)	回归(5)
Hansen J statistic	0.195 (0.907)	0.234 (0.89)	0.035 (0.983)	0.463 (0.793)	0.184 (0.912)

注：括号内的值为 p - Value。*、**、***分别表示在10%、5%和1%的显著性水平上显著。

从表2-2和表2-3结果可以看到，本节选取的3个工具变量与煤炭消耗量相关，对应的F检验 p 值都在0.001左右。同时，Hansen J 统计量对应的 p 值基本保持在0.9左右，所以没有证据表明本章所选工具变量与误差项有关。因此本章所选取的3个工具变量可作为煤炭消耗量的有效工具变量。

表2-4展示了最终估计结果，并在表中给出OLS的估计结果作为对比。

表 2-4　IV 法估计结果与 OLS 对比

预期寿命	IV 方法					OLS 方法
	(1)	(2)	(3)	(4)	(5)	(6)
煤炭消耗量	−2.41** (1.04)	−2.97*** (1.08)	−2.37** (1.04)	−2.35** (1.04)	−2.45** (1.08)	−0.47*** (0.174)
年降水天数	0.001 9** (0.000 9)	0.002** (0.001)	—	0.002 1** (0.000 9)	0.001 9** (0.001)	0.002 2** (0.000 8)
城镇居民人均可支配收入	3.04*** (0.356)	3.32*** (0.36)	3.05*** (0.354)	3.12*** (0.34)	3.06*** (0.38)	2.39*** (0.147)
人均医疗床位数	0.012 (0.009 6)	0.013 (0.01)	0.012 (0.01)	—	0.012 (0.009 4)	0.012 (0.009)
人均医生人数	0.002 2 (0.008 8)	0.003 (0.01)	0.001 5 (0.008 7)	0.002 2 (0.008 5)	—	−0.000 2 (0.008)
森林覆盖率	13.79*** (4.67)	—	14.01*** (4.67)	14.72*** (4.75)	13.76*** (4.66)	16.07** (7.84)
R^2	0.71	0.66	0.71	0.71	0.71	0.78

注：括号内的值为稳健的标准误。*、**、*** 分别表示在 10%、5% 和 1% 的显著性水平上显著。

从表 2-4 的结果看，采用 IV 方法估计的结果为一个城市煤炭消耗每增加 1 000 万吨将会使该地区的预期寿命降低约 2.4 年，该结果非常稳健。而通过 OLS 估计方法得到的结果仅为 0.47 年，显然，内生性问题导致 OLS 估算方法严重低估了煤炭消耗对寿命的影响。除此之外，可以看到年降水天数越多和森林覆盖率越高都对寿命有着显著的正向影响。湿润的气候和高森林覆盖率都起到了改善人居环境，延长预期寿命的作用。而人均可支配收入对寿命的影响，从统计意义上和现实意义上也都很大，一个地区人均可支配收入每增加 1 万元，将会使这一地区的预期寿命增加约 3 年，这也符合世界各地的人均收入与寿命的关系。而人均医疗床位数和人均医生人数对寿命的影响虽然为正，但在统计意义上并不显著。

四、结论

本书采用年平均气温、每年低于 0℃ 的天数和到煤炭主产区的加权距离作为煤炭消耗量的工具变量，无偏地估计了煤炭消耗量每增加 1 000 万吨将会使这一地区的预期寿命降低 2.4 年。从实证角度检验了煤炭消耗会带来空气污染，进而对人体健康造成的损害。

理论意义上,本章工具变量的选取对中国城市级煤炭数据以及土地数据的估算具有一定的借鉴意义。由于中国城市级数据的匮乏,很多针对中国的研究只能在省一级数据基础上进行,本章也为获取或估算中国城市级数据提供了一些思路。从实际意义角度看,经济的发展必然需要消耗能源,而消耗能源尤其是煤炭等化石能源则会带来污染,因此,如何权衡经济发展与环境保护是一个严肃的学术问题。"要发展不要环境"和"要环境不要发展"都不是社会最优的选择,两者之间需权衡。本章也从人体健康和寿命角度对这一问题进行了探讨,具体而言,经济的发展会带来人均可支配收入的增加,进而延长人的寿命;但同样也会造成环境污染,进而减少预期寿命。因此,对发展路径的选择和公共政策的制定都应该建立在严谨的实证研究基础上,不能仅仅停留在政治口号上。

五、一些系数的计算方法

(一) 到三大煤炭主产区的加权距离

以 2012 年为例,2012 年我国原煤产量为 36.3 亿吨,产量排名前 20 的城市见图 2-8。从图中可以看出,主要产区为内蒙古、山西以及陕西榆林。排名前 10 的城市有 9 个城市位于这三大主产区,而三大主产区原煤产量占全国产量比例达到约 60%,因此用城市到三大煤炭主产区的加权距离度量用煤成本是合理的。

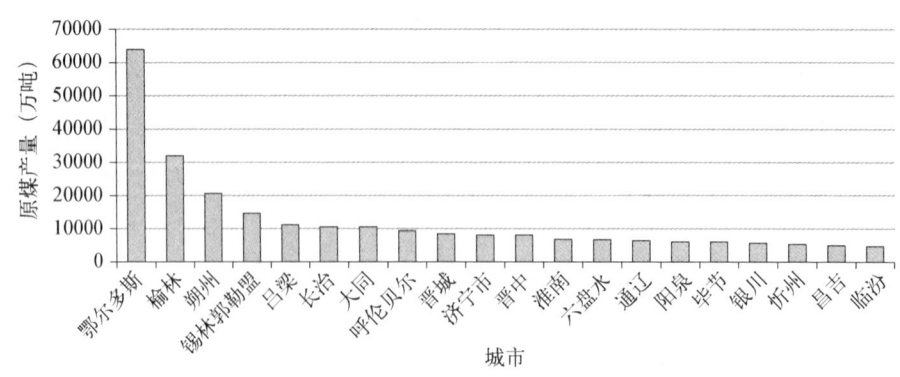

图 2-8 2012 年原煤产量前 20 的城市及原煤产量①

---

① 数据来源:国家统计局网站。

本书采用三大煤炭主产区中煤炭产量超过1亿吨的城市(即图2-8中排名前7的城市,这7个城市占全国原煤产量的45%。由于每年各个城市产量不同,这些城市略有变化)地理坐标数据,来计算不同城市到煤炭主产区的加权距离。具体计算步骤如下:

首先,将这7个主要城市的原煤产量(Q_1, Q_2, …, Q_7)加总,并分别求得各自产量与加总产量的比值,作为权重(α_1, α_2, …, α_7)。

第二步,根据不同城市所在位置的地理坐标,计算城市之间的距离:$D_{ij} = \sqrt{(E_i - E_j)^2 - (L_i - L_j)^2}$ 其中,E 表示经度,L 表示纬度,i 和 j 分别表示城市 i 和城市 j。我们据此分别求得不同城市到7个主要产煤城市的距离(D_{i1}, D_{i2}, …, D_{i7})。

最后,计算每个城市到7个主要产煤城市加权距离:$D_i = \sum_{j=1}^{7} \alpha_j D_{ij}$。其中 i 表示第 i 个城市。

(二) 平均预期寿命的计算方法

平均预期寿命是通过蒋庆琅简略寿命表方法(参见:蒋庆琅.寿命表及其应用[M].方积乾,译.上海:上海翻译出版公司,1984:87.)计算得出的。具体计算过程如下:

(1) 计算年龄别死亡率 M_i

$$M_i = \frac{P_i}{D_i}$$

式中,D_i 和 P_i 分别为死亡人数和当年的平均人口,本章使用人口普查中的常住人口数计算。

由于我们无法获取婴儿死亡率的数据,因此我们使用0岁的人口死亡率近似替代。

(2) 计算死亡概率的估计值

$$\hat{q}_i = \frac{n_i M_i}{1 + (1 - a_i) n_i M_i}$$

式中,$n_i = x_{i+1} - x_i$ 为年龄区间的长度。a_i 为终寿区间成数,指每个死于某区间(x_i, x_{i+1})内的人在该区间内的生存时间占区间全长的平均成数。

我们采取以下方式(WHO 的方法)简单确定 a_0。对于 0—1 岁(即婴儿)这个年龄区间,我们设定:若婴儿死亡率低于 20‰,则 $a_0=0.09$;若婴儿死亡率在 20‰—40‰之间,则 $a_0=0.15$;若婴儿死亡率在 40‰—60‰之间,则 $a_0=0.23$;若婴儿死亡率高于 60‰,则 $a_0=0.3$。对于其他年龄区间,我们简单设定 $a_i=0.5$。

(3) x_i 岁时活着的人数 l_i 以及死于区间(x_i,x_{i+1})内的人数 d_i

给定基数 $l_0=100\,000$,通过如下公式计算 l_i 和 d_i:

$$d_i = l_i \hat{q}_i,\ i=0,1,2,\cdots,w-1$$

$$l_{i+1} = l_i - d_i,\ i=0,1,2,\cdots,w-1$$

(4) 所有在区间(x_i,x_{i+1})内生活过的人在该区间里生活年数之和 L_i

$$L_i = n_i(l_i - d_i) + a_i n_i d_i,\ i=0,1,2,\cdots,w-1$$

由于最后一个年龄区间是开区间[我们的计算中该区间是(100,+∞)],用如下公式计算:

$$L_w = \frac{l_w}{M_w},\ i=0,1,2,\cdots,w$$

式中,M_w 为 x_w 岁和 x_w 岁以上者的年龄别死亡率。

(5) 所有 x_i 岁的人在 x_i 岁之和生活年数的总和:

$$T_i = L_i + L_{i+1} + \cdots + L_w,\ i=0,1,2,\cdots,w$$

(6) x_i 岁时的期望寿命

所以,x_i 岁时的观察期望寿命是比值:

$$\hat{e}_i = \frac{T_i}{L_i},\ i=0,1,2,\cdots,w$$

我们需要的预期寿命值即 0 岁时的预期寿命估计值。以南京市 2010 年人口普查数据为例,预期寿命估计值为 81.0977 岁,简略寿命表如表 2-5 所示。

表 2-5 预期寿命估计值

年龄区间	n 值	人口数 P_i	死亡数 D_i	年龄别死亡率 m_i	年龄别死亡概率 q_i
0 岁	1	49 198	81	0.001 646 408	0.001 643 945
1—4 岁	4	227 773	70	0.000 307 324	0.001 228 539
5—9 岁	5	243 081	38	0.000 156 326	0.000 781 327

续　表

年龄区间	n 值	人口数 P_i	死亡数 D_i	年龄别死亡率 m_i	年龄别死亡概率 q_i
10—14 岁	5	241 484	45	0.000 186 348	0.000 931 305
15—19 岁	5	573 018	81	0.000 141 357	0.000 706 534
20—24 岁	5	110 671 4	147	0.000 132 826	0.000 663 908
25—29 岁	5	744 907	155	0.000 208 08	0.001 039 857
30—34 岁	5	653 789	227	0.000 347 207	0.001 734 529
35—39 岁	5	657 286	382	0.000 581 178	0.002 901 673
40—44 岁	5	741 224	697	0.000 940 337	0.004 690 656
45—49 岁	5	677 848	100 4	0.001 481 158	0.007 378 468
50—54 岁	5	484 613	1 293	0.002 668 108	0.013 252 146
55—59 岁	5	502 167	2 011	0.004 004 644	0.019 824 742
60—64 岁	5	365 606	2 493	0.006 818 816	0.033 522 618
65—69 岁	5	240 814	2 919	0.012 121 388	0.058 824 359
70—74 岁	5	197 653	4 346	0.021 988 03	0.104 211 627
75—79 岁	5	155 251	6 201	0.039 941 772	0.181 577 537
80—84 岁	5	91 524	6 837	0.074 701 718	0.314 731 187
85—89 岁	5	38 171	5 023	0.131 592 046	0.495 086 588
90—94 岁	5	9 666	2 134	0.220 773 846	0.711 285 914
95—99 岁	5	1 790	424	0.236 871 508	0.743 859 649
100 岁及以上		167	57	0.341 317 365	1

终寿区间成数 a_i	尚存人数 l_i	死亡人数 d_i	生存人年数 L_i	生存总人年数 T_i	预期寿命
0.09	100 000	164	99 850	8 109 772	81.097 7
0.5	99 836	123	399 097	8 009 922	80.231 1
0.5	99 713	78	498 370	7 610 825	76.327 3
0.5	99 635	93	497 943	7 112 455	71.385 0
0.5	99 542	70	497 535	6 614 511	66.449 2
0.5	99 472	66	497 195	6 116 976	61.494 5
0.5	99 406	103	496 771	5 619 782	56.533 6
0.5	99 303	172	496 082	5 123 011	51.589 9
0.5	99 130	288	494 932	4 626 929	46.675 2

续　表

终寿区间成数 a_i	尚存人数 l_i	死亡人数 d_i	生存人年数 L_i	生存总人年数 T_i	预期寿命
0.5	98 843	464	493 054	4 131 996	41.803 7
0.5	98 379	726	490 080	3 638 942	36.989 0
0.5	97 653	1 294	485 030	3 148 862	32.245 3
0.5	96 359	1 910	477 019	2 663 832	27.644 8
0.5	94 449	3 166	464 328	2 186 812	23.153 4
0.5	91 283	5 370	442 989	1 722 484	18.869 8
0.5	85 913	8 953	407 182	1 279 496	14.892 9
0.5	76 960	13 974	349 863	872 314	11.334 6
0.5	62 986	19 824	265 369	522 451	8.294 76
0.5	43 162	21 369	162 388	257 081	5.956 18
0.5	21 793	15 501	70 213	94 694	4.345 11
0.5	6 292	4 680	19 759	24 481	3.890 79
0.5	1 612	1 612	4 722	4 722	2.929 82

第三节　煤炭消耗与婴儿死亡率

一、引言及背景

煤炭在全球能源体系中长期占据重要地位,尤其对一些发展中国家来说,是工业生产与电力供应的关键支撑。然而,其燃烧过程会释放出大量污染物,如二氧化硫(SO_2)、氮氧化物(NO_x)、颗粒物等,这些污染物在大气环境中的扩散与累积会对周边生态系统及居民健康构成潜在威胁。

在众多健康影响维度中,婴儿死亡率是衡量社会公共卫生状况的关键指标之一,其对环境变化的敏感性使得研究煤炭消耗与之的关联具有重要意义,但精确量化这一关联面临着诸多难题。从数据层面来看,婴儿死亡率及相关健康数据的收集难度较大。此类数据的获取通常需要长期的监测与大规模的调查,需要众多医疗机构、家庭与社区群体的配合,过程繁杂且耗时耗力。这导致在实际研究中,高质量、具有代表性的数据相对稀缺,难以满足精确分析的需求,增加了研究结论的不确定性风险。

在估计方法上,对因果关系的识别存在巨大挑战。煤炭消耗与婴儿死亡率之间可能受到多种因素的干扰,形成复杂的因果网络。例如,地区经济发展水平、医疗资源配置、居民生活习惯等因素,既可能影响煤炭消耗模式,又可能与婴儿死亡率存在直接或间接联系,从而产生内生性问题。传统的统计分析方法难以有效剥离这些因素的干扰,导致难以准确判定煤炭消耗对婴儿死亡率的真实影响。

为突破这些困境,本章采用了一系列创新策略与严谨方法。在数据选取上,依托具有权威性、全面性和高精度著称的中国第六次人口普查数据,其涵盖了全国范围内广泛的人口信息,为研究提供了坚实的数据基础,极大地增强了研究结果的可信度与普适性。

在变量处理方面,本章创新性地引入全国182个城市到三大煤炭主产区的加权距离和年平均气温作为煤炭消耗量的工具变量。城市与煤炭主产区的加权距离远近直接决定了煤炭运输成本,距离增加会促使当地寻求替代能源,进而影响煤炭实际消耗量;而年平均气温则与煤炭燃烧的热效率紧密相关,低温环境下煤炭热需求增加,消耗也相应上升,反之亦然。这种工具变量的巧妙设计,有效解决了内生性问题,实现了对煤炭消耗量较为精准的估计。

经严谨分析,初步研究结果显示煤炭消耗与婴儿死亡率之间存在显著关联。具体而言,煤炭消耗每增加1 000万吨,婴儿死亡率上升约0.8‰。进一步细分性别差异发现,男婴死亡率受煤炭消耗影响更为明显,当煤炭消耗增量达到1 000万吨时,男婴死亡率上升1.07‰,而女婴死亡率上升幅度相对较小,为0.52‰,且在统计上不显著。这一性别差异现象引发了对男女性别在生理机能、环境易感性等方面差异的深入思考,尽管目前尚未明确其内在机制,但这一现象为后续研究指明了方向。

二、数据说明与描述性统计

本章选取了中国182个地级市作为样本点,被解释变量为0岁组儿童的死亡率,死亡率数据来自中国各省出版的2010年第六次人口普查报告。

解释变量可分为经济与医疗条件类、地理数据类和气象类。其中经济与医疗条件类变量包括煤炭消耗量、城镇居民可支配收入、城市道路面积、人均医生人数和人均医疗床位数。城镇居民可支配收入、人均医生人数和人均医疗床位数来自各个城市 2010 年统计年鉴,城市道路面积来自《中国城市统计年鉴 2010》。煤炭消耗量的估算方法与本章第二节一致。

为了验证我们的估算是否准确,我们将估算出的各个市的煤炭消耗量加总得到分省的煤炭消耗量,再与《中国能源统计年鉴》中的分省煤炭消耗量数据比较,发现估算值基本能够与权威发布的数据吻合。其中,北京、上海等少数特大城市由于天然气使用较多,误差相对偏大,但大多数城市数据基本吻合。(如图 2-9 所示)。

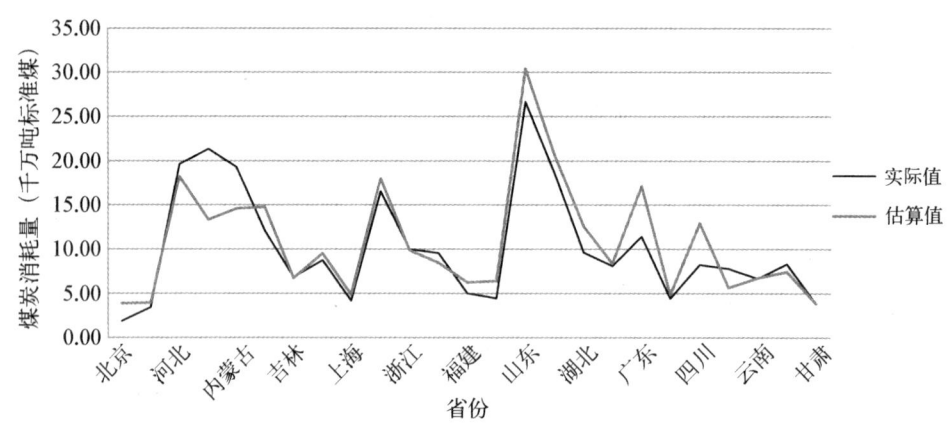

图 2-9　本章估算的部分省份煤炭消耗量与实际煤炭消耗量对比

地理数据类包括:森林面积和到煤炭三大主产区的加权距离。我们利用《土地利用总体规划纲要(2006—2020 年)》中 2010 年的预期性指标作为森林面积的数据来源。

气象类数据包括:全年平均气温和不适宜天气。其中不适宜天气在本章采用各个城市 2010 年全年低于 0℃的天气和高于 30℃天气的天数之和表示。采用这一指标的理由在于,参考相关文献,当温度过高或过低时都可能会造成死亡率的上升,其中影响最大的是老人和儿童。

本章所用数据的描述性统计如表 2-6 所示。

表 2-6 煤炭消耗与婴儿死亡率描述性统计

变量名称	单位	观测数	均值	最小值	最大值	标准差
婴儿死亡率	‰	182	3.375	0.241	17.57	1.905
煤炭消耗量	亿吨标准煤	182	0.108	0.016	0.514	0.1
城市道路面积	平方千米	179	15.77	0.64	97.31	18.89
不适宜天数	天	182	113.48	0	240	47.33
全年平均气温	℃	182	14.43	−1.277	24.58	5.05
城镇居民人均可支配收入	万元	182	1.81	1.03	3.18	0.448
人均医疗床位数	张/万人	182	37.36	15.89	77.598	12.69
人均医生人数	个/万人	182	18.5	5.231	52.44	7.66
到煤炭主产区加权距离	—	182	11.2	2.13	21.3	4.09
森林面积	平方千米	182	6.534	0.049	134.64	11.52

注：1. 由于不同统计年鉴的统计口径存在差异，因此，我们尽量以各地级市的统计年鉴为准，其中缺失的数据则以各省的统计年鉴为准。在这些年鉴中无法得到的数据则通过各地的国民经济与社会发展统计公报和《中国能源统计年鉴》等专门性年鉴补充缺失数据。
2. 森林面积和其他土地方面数据来自各地级市土地利用总体规划纲要(2006—2020年)。
3. 城市道路面积缺少延边朝鲜族自治州，毕节市和崇左市。

资料来源：2010年各地级市统计年鉴、各地级市国民经济与社会发展统计公报、各省统计年鉴、《中国能源统计年鉴》、《中国区域经济统计年鉴》、《中国城市统计年鉴》、各地级市土地利用总体规划纲要(2006—2020年)。

三、实证结果与分析

本章采用2SLS方法进行估计，具体回归方程为：

$$die_i = \beta_0 + \beta_1 road_i + \beta_2 income_i + \beta_3 doctor_i + \beta_4 bed_i + \beta_5 uncom_i \\ + \beta_6 forest_i + \beta_7 forest_i \times \widehat{coal_i} + \beta_8 \widehat{coal_i} + u_i \quad (1)$$

$$\widehat{coal_i} = \gamma_0 + \gamma_1 road_i + \gamma_2 income_i + \gamma_3 doctor_i + \gamma_4 bed_i + \gamma_5 uncom_i \\ + \gamma_6 forest_i + \gamma_7 trans_i + \gamma_8 temper_i + \gamma_9 forest_i \times coal_i + v_i \quad (2)$$

式中，die_i为婴儿死亡率，$road_i$为城市道路面积，$income_i$为城镇居民可支配收入，$doctor_i$为每万人均医生人数，bed_i为每万人均医疗床位数，$uncom_i$为不适宜天数，$forest_i$为森林面积，$\widehat{coal_i}$为煤炭消耗量的拟合值，$trans_i$为各城市到三大煤炭主产区的加权距离，$temper_i$ 为年平均气温。角标 i 表示第 i 个城市。

为了说明工具变量的有效性，表 2-7 给出了 2SLS 第一步回归结果。

表 2-7 基于 2SLS 第一步回归结果

	煤炭消耗量（1）	煤炭消耗量（2）	煤炭消耗量（3）	煤炭消耗量（4）
城市道路面积	0.003 4***	0.003 3***	0.003 5***	0.003 7***
	(0.000 48)	(0.000 5)	(0.000 5)	(0.000 53)
不适宜天数	−0.000 06	−0.000 09	−0.000 09	−0.000 09
	(0.000 1)	(0.000 1)	(0.000 1)	(0.000 1)
全年平均气温	−0.002*	−0.001 8	−0.002 6**	−0.003 4**
	(0.001 3)	(0.001 3)	(0.001 3)	(0.001 4)
城镇居民人均可支配收入	0.028**	0.014	0.024*	0.042***
	(0.013)	(00.013)	(0.014)	(0.013)
人均医疗床位数	0.001 6**	0.000 2	—	0.002**
	(0.000 7)	(0.000 5)		(0.000 8)
人均医生人数	−0.003 2**	—	−0.001	−0.004***
	(0.001 4)		(0.001)	(0.001 5)
到煤炭主产区加权距离	−0.004***	−0.003 9***	−0.003 7***	−0.004 6***
	(0.001)	(0.001)	(0.001)	(0.001 1)
森林面积	−0.003 6***	−0.003 9***	−0.003 9***	−0.003 9*
	(0.001)	(0.001)	(0.001 2)	(0.002)
森林面积×煤炭消耗量	0.04***	0.044***	0.044***	—
	(0.012)	(0.01)	(0.012)	
R^2	0.737 1	0.727	0.729	0.686

注：括号内的值为稳健的标准误。*、**、***分别表示在 10%、5% 和 1% 的显著性水平上显著。

由于本章有两个工具变量，因此可以通过过度识别检验，验证工具变量的外生性。检验结果见表 2-8。

从表 2-7，2-8 结果可以看到，本章选取的两个工具变量与煤炭消耗量显著相关。同时，统计量 $\chi^2(1)$ 对应的 p 值基本保持在 0.3 左右，没有证据表明本章所选工具变量与误差项相关。因此本章所选取的两个工具变量是煤炭消耗量的有效工具变量。

表 2-8 过度识别检验

	回归(1)	回归(2)	回归(3)	回归(4)
$\chi^2(1)$	1.32 (0.25)	1.46 (0.227)	1.05 (0.305)	1.21 (0.27)

注：括号内的值为 p-Value。*、**、*** 分别表示在 10%、5% 和 1% 的显著性水平上显著。

表 2-9 展示了最终估计结果，并在表中给出 OLS 的估计结果作为对比。从表 2-9 我们得到，煤炭消耗量每增加 1 亿吨标准煤，婴儿死亡率将上升 8‰。换言之，以本章数据来看，煤炭消耗量每增加一个标准差（即 1 000 万吨标准煤），将会使婴儿死亡率上升 0.8‰。而 OLS 方法估计出的结果明显小于 IV 方法的结果。当然，这一结果是不分性别的总体意义上的情况。

表 2-9　IV 法估计结果与 OLS 对比

预期寿命	IV 方法				OLS 方法
	(1)	(2)	(3)	(4)	(5)
煤炭消耗量	8.09* (4.9)	8.39* (5.19)	9.32* (5.26)	8.36* (4.39)	3.88* (2.1)
城市道路面积	−0.036** (0.019)	−0.036* (0.019)	−0.04** (0.02)	−0.038** (0.018)	−0.022** (0.009)
不适宜天数	−0.013*** (0.003 8)	−0.012*** (0.003 6)	−0.013*** (0.003 8)	−0.013*** (0.003 9)	−0.012*** (0.003 9)
城镇居民人均可支配收入	−0.585* (0.339)	−0.41 (0.304)	−0.53 (0.343)	−0.62* (0.35)	−0.528** (0.336)
人均医疗床位数	−0.023 (0.015)	−0.005 2 (0.01)	—	−0.026 (0.016)	−0.017 (0.014)
人均医生人数	0.04 (0.029)	—	0.009 8 (0.02)	0.046 (0.03)	0.032 (0.028)
森林面积	0.04 (0.026)	0.044 (0.028)	0.049* (0.026)	0.026*** (0.006)	0.021 (0.022)
森林面积×煤炭消耗量	−0.144 (0.277)	−0.178 (0.3)	−0.23 (0.277)	—	0.056 (0.23)
R^2	0.16	0.152	0.14	0.16	0.18

注：括号内的值为稳健的标准误。*、**、*** 分别表示在 10%、5% 和 1% 的显著性水平上显著。

在表 2-10 中,我们给出区分性别后的婴儿死亡率的回归结果(表 2-10 中的回归所用的回归方程为表 2-9 中的模型 1)。从表 2-10 可以看出,当我们将婴儿分为男婴与女婴后,煤炭消耗量对男婴的死亡率影响为 10.68‰,且统计意义上更加显著。而对女婴的影响则较小,且统计意义上不显著。我们猜测这一现象是由于生物意义上,女性对空气污染的承受力有可能高于男性。当然,探寻这一现象背后的真正原因还需要严谨的医学实验等更进一步的研究。

表 2-10 分性别回归结果对比

	男 婴	女 婴	所有婴儿
煤炭消耗量	10.68**	5.22	8.09*
	(5.32)	(5.3)	(4.9)

注:括号内的值为 p-Value。*、**、*** 分别表示在 10%、5% 和 1% 的显著性水平上显著。

四、结论

首先,本节的回归采取中国第六次人口普查的数据,保证了数据质量高度精确、可靠。其次,利用中国的特殊国情寻找工具变量,以各个城市到煤炭主产区的加权距离和年平均气温作为煤炭消耗量的工具变量,从而无偏地估计出煤炭的消耗会导致空气污染,进而使得婴儿的死亡率上升。具体而言,煤炭消耗量每增加 1 000 万吨,婴儿死亡率上升 0.8‰。当然,这是煤炭消耗的偏效应,由于更多的煤炭消耗很多时候意味着更发达的经济、更好的医疗卫生条件和更发达的公共基础建设等,而这些因素又会降低婴儿死亡率。另外,本章的另一发现在于空气污染对男女婴的影响不尽相同,严重的空气污染会显著地增加男婴的死亡率,而对女婴的影响相对较小且统计意义上不显著。不过,产生这一现象背后的原因还有待进一步研究。

第四节 煤炭消耗与预期寿命
——基于断点回归的估计

一、概述

中国从 20 世纪 50 年代开始实施的集中供暖政策将大陆地区分为两种情况。

供暖线以北的区域进行集中供暖,以南的区域不进行集中供暖,这为我们研究煤炭消耗与人的寿命提供了很好的自然对照实验。本章研究发现,在供暖线的两侧,煤炭消耗量存在着明显的断点,而人的平均预期寿命在供暖线两侧同样存在着断点。因此,我们可以做出因果识别,即这一供暖政策导致南北地区煤炭消耗量的差异,进而影响了两个地区的寿命。本章采用2005—2012年的城市级面板数据,通过断点回归,估算出一个城市的煤炭消耗每增加1 000万吨标准煤,将使这一地区的平均预期寿命降低1.74年,而集中供暖政策使得北方居民比南方居民的平均寿命减少1.16年。

二、与陈玉宇等的商榷

陈玉宇等(2013)采用RD技术,借助中国以秦岭—淮河为界的供暖政策作为契机,评估了空气污染对平均预期寿命的影响。该文采用两阶段最小二乘法,以供暖政策作为TSP(总悬浮微粒)的IV,进行回归。最后得出空气中每增加100 $\mu g/m^3$ 的TSP人的预期寿命将会降低3年。

陈玉宇等(2013)研究的逻辑链条在于,第一,以秦岭—淮河为界的供暖线造成了南北地区在此处发生了政策断点。第二,在这条供暖线两侧的空气污染物中,只有TSP发生了断点,硫化物和氮氧化物等其他空气污染物没有在此处发生断点。因此可以推断这一供暖政策是导致TSP南北之间存在断点的原因,且这一供暖政策没有导致其他空气污染物发生断点。第三,供暖线两侧的死亡率也发生了断点,但非心肺类疾病导致的死亡率没有断点,只有心肺类疾病导致的死亡率在供暖线两侧发生了断点。而心肺类疾病所导致的死亡很大程度上受空气质量的影响。因此,可以推断出:供暖线两侧死亡率的断点是由于南北之间空气质量(以TSP作为度量)的断点引起的。第四,空气污染导致了心肺类疾病的高发,增加了这一死因的死亡率,进而影响了人的平均预期寿命。

对该文的第一点商榷:

该文逻辑链条的第一环在于,因为集中供暖这一人为政策导致TSP这一指标在供暖线附近发生了断点。TSP是指空气中粒径小于100 μm 的悬浮颗粒物,主要由人类生产活动和自然地貌条件造成的。供暖政策确实影响了供暖线两侧人们的生产活动,但地貌同样是影响TSP的重要原因。

我们定义：地表裸露率＝土地总面积－建设用地面积－林地面积－湿地面积－水田面积，以到供暖线的最短距离来对地表裸露率进行拟合。本章的水田估算方法采用各个省水田面积除以本省水稻(稻谷)产量得到单位水稻产量需要的水田面积，再乘以各市的水稻产量得到各市的水田面积，即：各市水田面积＝各市的水稻产量×$\dfrac{各省水田面积}{本省水稻(稻谷)产量}$。省级水田面积和省级水稻产量数据来自各省年鉴以及中国年鉴，市级水稻产量数据来自各省年鉴。

图 2-10 纵坐标为土地裸露率，横坐标为各城市到供暖线的最短距离，供暖线以南为负数，以北为正数，每个点代表一个城市。图中的直线为裸露率的拟合值。

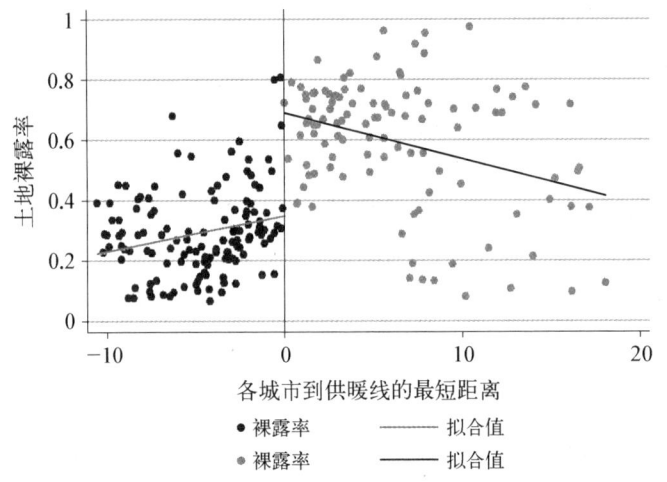

图 2-10　供暖线两侧的地表裸露率

图 2-10 结果显示，供暖线两侧的地表裸露率同样存在断点，因此供暖政策只是导致 TSP 发生断点的原因之一，另一个重要的影响因素是南北地区的地貌情况。但是当加入地表裸露率这一解释变量后，政策对 TSP 的影响有可能变得不显著。这样，逻辑链条的第一环也就不再成立，即政策不是 TSP 估算的一个好的工具变量。

对该文的第二点商榷：

TSP 颗粒越小，对人体危害越大。粒径小于 10 μm 的悬浮物，即 PM_{10} 才是可吸入颗粒，粒径超过 10 μm 的则会被鼻毛吸留。因此，危害人体健康，增加心肺类疾病发病率的空气污染物应是 PM_{10}，而非全部 TSP。当然，如果 PM_{10} 在 TSP 中的占比维持基本不变，结合数据的可得性，仍然可以无偏地评估 TSP 对人体健康或平均预期寿命的影响。但现实情况中，由于产业结构、污染程度等不同，不同城市的 PM_{10} 占比差异很大。根据 2010 年全国主要城市的 PM_{10} 观测值和 TSP 观测值，我们发现不同城市的 PM_{10} 占 TSP 的比重存在巨大差异。这样，用 TSP 这一指标评估的空气污染对人寿命影响的结果将不再可信。

对该文的第三点商榷：

人均医院数、医疗床位数、医生人数等解释变量在模型中都不显著。然而，这些指标不显著很可能是由于本章采用的解释变量是 TSP 而不是 PM_{10} 所导致。

由于真正影响平均预期寿命 Y_j 的是 PM_{10}，即真实的模型应为：

$$Y_j = \beta_0 + \beta_1 PM_{10j} + \beta_2 f(L_j) + X_j \Gamma + \varepsilon_j \tag{1}$$

式中，X_j 为其他控制变量；ε_j 为随机误差项。

而本章采用：

$$Y_j = \beta_0 + \beta_1 TSP_j + \beta_2 f(L_j) + X_j \Gamma + \varepsilon_j \tag{2}$$

这一模型等价于

$$\begin{aligned} Y_j &= \beta_0 + \beta_1 PM_{10j} + \beta_1 \Delta_j + \beta_2 f(L_j) + X_j \Gamma + \varepsilon_j \\ \Rightarrow Y_j &= \beta_0 + \beta_1 PM_{10j} + \beta_2 f(L_j) + X_j \Gamma + u_j \end{aligned} \tag{3}$$

即 $TSP_j = PM_{10j} + \Delta_j$；新误差项 $u_j = \varepsilon_j + \beta_j \Delta_j$。不难看出，本节采用的模型使随机误差项方差增大，这可能导致本应显著的解释变量变得不显著。

对该文的第四点商榷：

我们计算了平均预期寿命在供暖线南北 5 个纬度的拟合图和 TSP 在供暖线南北 5 个纬度范围内的拟合图，并由此怀疑，TSP 在 5 个维度的区间里拟合的图像很可能没有明显的断点。

Gelman(2014)也曾指出，该文采用三次函数的形式进行回归，有为了得到想要的结果而刻意为之的嫌疑。除此之外，该文用得到的估计结果推断这一政策使得北方 5 亿人共减少了 25 亿年的寿命。但是，Imbens(2014)指出，作为 RD 方法，在断点附近的估计较为准确，但一旦远离断点，向外推断的结果就不再可信，文中提到的25亿年寿命的结论可能过高地估计了政策的影响。

我们虽然对陈玉宇的工作提出了几条讨论意见,但是我们高度推崇陈玉宇的工作。这篇文章在全世界的影响也很大,其对取暖线的开创性发现,已经是断点回归的一个经典范例。受陈玉宇工作的启发,本章同样借助RD方法对煤炭消耗量与预期寿命之间的关系进行评估,同时评估出集中供暖政策对预期寿命的影响。

三、估计方法

我们的基本逻辑在于,假设其他条件相同,一个地方煤炭消耗量较大将造成该地区空气污染相对严重,从而影响当地居民的健康和寿命。但在现实中,影响人寿命的因素很多,很难控制所有自变量,从而无偏地估计出煤炭消耗对寿命的影响。如人的营养状况、生活习惯等因素都会对人的寿命产生影响,且限于数据的可得性和准确性,始终存在遗漏变量问题。

但FuzzyRD方法可以看作一种近似于随机实验的方法,能够解决遗漏变量等内生性问题。本章借助中国实施以淮河、秦岭为界的集中供暖政策这一契机,用FuzzyRD方法对煤炭消耗与预期寿命之间的关系进行估计。具体而言,可以认为在供暖线附近的地区经济水平、生活习惯、地貌等因素基本没有差异。然而政策在供暖线两侧却存在差异,同时,煤炭消耗量在供暖线两侧也发生了明显的跳跃变化。那么,我们就可以做出推断:正是集中供暖政策在此处存在的差异,导致了煤炭消耗量在此处出现断点(其他变量在此处没有断点)。

下面,我们具体说明如何通过这一断点评估煤炭消耗对预期寿命的影响。回归方程为:

$$Y_i = \alpha_1 + \beta_1 f(distance_i) + \theta coal_i + X_i \kappa + \varepsilon_i \tag{4}$$

其中$distance_i$为城市i到供暖线的最近距离,供暖线以南的城市为负值,以北的城市为正值。θ为煤炭消耗对Y_i的影响。但由于煤炭消耗的内生性,对θ的估计将会有偏。因此我们只能采用集中供暖政策D_i作为煤炭消耗的工具变量,用2SLS进行估计。其中$distance_i > 0$时,$D_i = 1$,否则$D_i = 0$。

2SLS的第一阶段回归为:

$$coal_i = \beta_2 f(distance_i) + \beta_3 D_i + X_i \gamma + u_i \tag{5}$$

第二阶段回归为：

$$Y_i = \alpha_2 + \beta_4 f(distance_i) + \rho \widehat{coal}_i + X_i\delta + \eta_i \tag{6}$$

式中，$\widehat{coal}_i$ 为第一阶段回归得到的煤炭消耗量，ρ 为煤炭消耗对被解释变量影响的无偏估计量。

对于 $f(distance_i)$ 的选择有两种方式：非参数估计和假设为 n 次函数进行估计。需要说明的是，Gelman 和 Imbens(2014) 的研究表明，用高次函数对 f 函数进行估计可能得到错误的结果，因此本章后续的模型均统一采用一次函数形式进行估计。当然，本章也会给出采用 Imbens 和 Kalyanaraman(2012) 的方法进行的非参数估计的估计结果和二次函数形式时的估计结果。

四、数据说明与描述性统计

本节的被解释变量为平均预期寿命。文中的平均预期寿命数据通过各地区第六次人口普查报告中公布的各年龄段死亡人数和年平均人口计算得到。本节采用蒋氏法计算平均预期寿命。此方法的详细步骤和信息见前文第二小节，这里不再赘述。

解释变量中，能源部分数据主要是估算得出的煤炭消耗量和汽柴油消费量。由于现有官方公布的数据中，煤炭消耗量仅有省、直辖市一级的数据。细分到市级行政单位的煤炭消耗量在各地市的统计年鉴中，只有个别城市有可用数据。因此，需借助已有数据进行估算。

煤炭消耗量的估算方法与本章第二节一致。从图 2-11 可以看出，我国的能源消费结构中，煤炭占据着 70% 左右的份额；其次是石油，占 20% 左右的份额；近些年来，电力的消费量呈上升趋势，现已超过 10% 的份额；天然气所占比重较低。

全社会用电量取自各市统计年鉴。天然气消费量由于数据不可得，只能忽略。这种做法可能会导致煤炭消耗量存在系统性的高估，但我们认为，由于天然气在总能源消耗中的占比很低，因此对结果不会有显著影响。

为了验证我们的估算是否合适，可以用我们估算得出的各个市的煤炭消耗量加总得到分省的煤炭消耗量，并与《中国能源统计年鉴》中的分省煤炭消耗量数据比较，如图 2-12 所示。

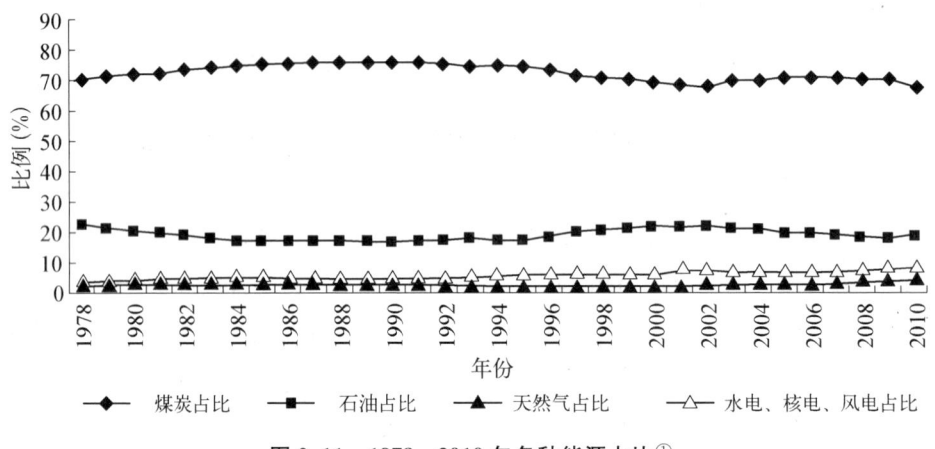

图 2-11　1978—2010 年各种能源占比[①]

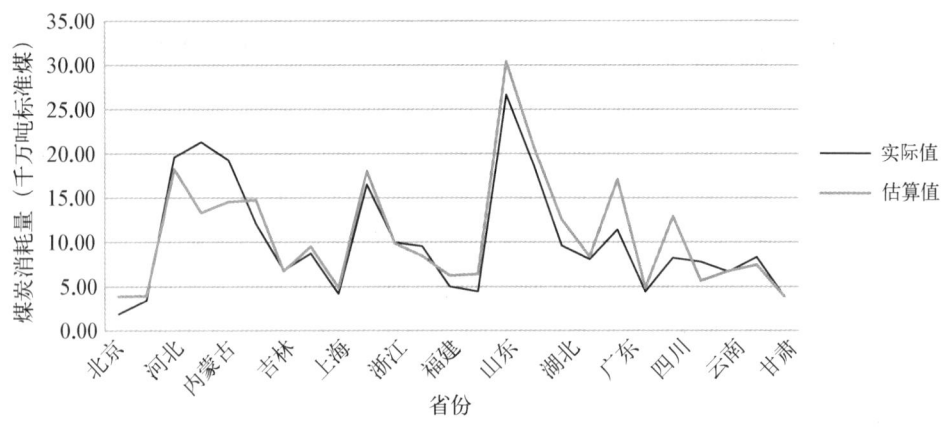

图 2-12　本节估算的部分省份煤炭消耗量与实际煤炭消耗量对比[②]

观察图 2-12 发现,大部分城市估算值基本能够与权威发布的数据吻合。

其余解释变量主要包括城镇居民可支配收入、人均医疗床位数、人均医生人数、森林面积、湿地面积、生态地面面积、各城市到供暖线的距离等,以及供暖线两侧的哑变量,如果城市位于供暖线以南则其值为 0,以北其值为 1。描述性统计表见表 2-11。

---

① 数据来源:国家统计局网站。
② 本图数据来源:刘习平.中国能源消费结构、经济发展水平与碳排放强度[J].石家庄经济学院学报,2013,36(3):7.

表 2-11　煤炭消耗与预期寿命描述性统计

变量名称	单位	观测数	均值	最小值	最大值	标准差
平均预期寿命	岁	238	78.363	71.88	83.1	1.8
全社会总能耗	千万吨标准煤	238	1.42	0.096	11.2	1.417
全社会用电量	千万吨标准煤	238	0.172	0.005 8	1.592	0.199
石油消费量	千万吨标准煤	238	0.239	0.008 8	4.716	0.409
煤炭消耗量	千万吨标准煤	238	1.014	0.044	5.138	0.932
城镇居民人均可支配收入	万元	238	1.754	0.947	3.184	0.446
人均医疗床位数	张/万人	238	36.92	12.65	77.60	12.69
人均医生人数	个/万人	238	18.18	5.23	52.44	7.34
到供暖线距离	纬度	238	0.243	−10.57	18.07	6.67
森林面积	平方千米	238	6 651.4	48.55	134 645	11 424
湿地面积	平方千米	238	1 409.6	0	16 802	1 805.4
生态地面面积	平方千米	238	8 061	109.19	151 446.7	12 402

注：1. 其中,人均医疗床位数和人均医生人数均根据户籍人口得到。2. 由于不同统计年鉴的统计口径存在差异,因此,我们尽量以各地级市的统计年鉴为准,其中缺失的数据则以各省的统计年鉴为准。在这些年鉴中无法得到的数据则通过各地的国民经济与社会发展统计公报和《中国能源统计年鉴》等专门性年鉴补充缺失数据。3. 森林面积、湿地面积等土地数据来自各地级市土地利用总体规划(2006—2020 年)。

资料来源：各地级市统计年鉴、各地级市国民经济与社会发展统计公报、各省统计年鉴、《中国能源统计年鉴》《中国区域经济统计年鉴》、各地级市土地利用总体规划(2006—2020 年)。数据均为 2010 年数据。

本章生态地面面积＝森林面积＋湿地面积。其中,湿地包括沼泽滩涂、水面以及水田的总和。其中沼泽滩涂、水面面积与森林面积数据来源相同。部分城市的水田面积数据直接来自各省年鉴以及《中国农村经济年鉴》等国家年鉴。其他城市的水田面积数据通过如下方法估算得到：各个省水田面积除以本省水稻(稻谷)产量得到单位水稻产量需要的水田面积,再乘以各市的水稻产量得到各市的水田面积。省级水田面积和省级水稻产量源自各省年鉴以及中国年鉴,市级水稻产量数据取自各省年鉴。

现对表 2-11 的变量"全社会用电量"和"石油消费量"做如下解释。全社会用电量是根据原中国经济贸易委员会、国家统计局在《1986 年重点工业、交通运输企业能源统计报表制度》中规定的各类能源折算标准系数,即1.229吨标准煤＝1万千瓦时换算得到。在某些市统计年鉴中没有全社会总用电量,我们根据单位GDP电耗与GDP的乘积得到。如果该市同样没有单位GDP电耗,我们用《中国城市统计年鉴》中的市辖区用电量代替。石油消费量按照原国家经济贸易委员会、国家统计局在《1986年重点工业、交通运输企业能源统计报表制度》中规定的各类能源折算系数标准1.43吨标准煤＝1吨原油换算得到。

五、实证结果与分析

(一) 基准回归估计

图2-13所示纵坐标为煤炭消耗量(单位:千万吨标准煤),横坐标为各城市到供暖线的最短距离,供暖线以南为负,以北为正。每个点代表一个城市,直线为煤炭消耗量的拟合值。

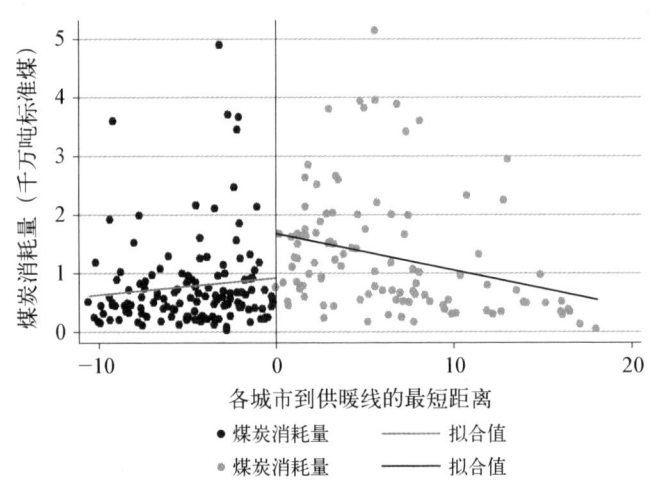

图2-13 供暖线两侧的煤炭消耗量对比

首先,从图2-13可以看出,煤炭消耗量在供暖线两侧存在着明显的断点。供暖线以北的城市比供暖线以南的城市煤炭消耗量多0.762千万吨标准煤。

图2-14的纵坐标为平均预期寿命(单位:岁),横坐标为各城市到供暖线的最短距离,供暖线以南为负,以北为正。每个点代表一个城市,图中的直线为平均预期寿命的拟合值。

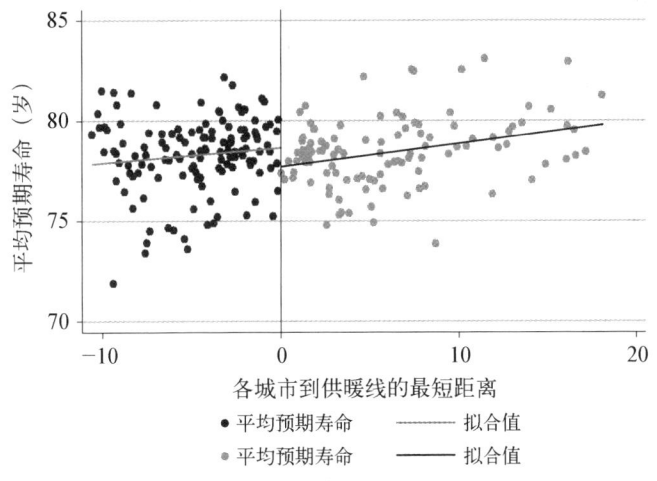

图 2-14 供暖线两侧的预期寿命对比

从图 2-14 可以看出,供暖线两侧的人均预期寿命也同样存在着断点,供暖线以北城市比供暖线以南城市平均预期寿命低 0.89 年。当然,要说明南北供暖政策导致了煤炭消耗量的差异,进而影响了预期寿命,还需说明其他变量在供暖线两侧均没有断点。

表 2-12 给出了供暖线两侧不同变量在统计意义上的差异,此表均假设 $f(distance_i)$ 为一次函数,预期寿命单位为岁,能源数据单位均为千万吨标准煤。表 2-12 的拟合图如图 2-15、图 2-16、图 2-17 所示。从中可以看出,供暖政策确实导致了煤炭消耗量在供暖线两侧发生断点,且没有导致电力、石油等其他能源在此处发生断点。因此,我们可以推断出平均预期寿命在此处的断点是由煤炭消耗断点引起的。

表 2-12 不同变量在供暖线两侧统计意义上的差异

	预期寿命	总能源消耗	电力消耗量	石油消耗量	煤炭消耗量
哑变量系数	−0.89**	0.874***	0.066	0.046	0.762***
标准差	0.367 (0.016)	0.323 (0.007)	0.046 (0.156)	0.096 (0.633)	0.198 (0.000)

注:括号内的值为 p-Value。*、**、*** 分别表示在 10%、5% 和 1% 的显著性水平上显著。

图 2-15 纵坐标为总能源消耗量（单位：千万吨标准煤），横坐标为各城市到供暖线的最短距离，供暖线以南为负，以北为正。每个点代表一个城市，图中的直线为总能源消耗量的拟合值。

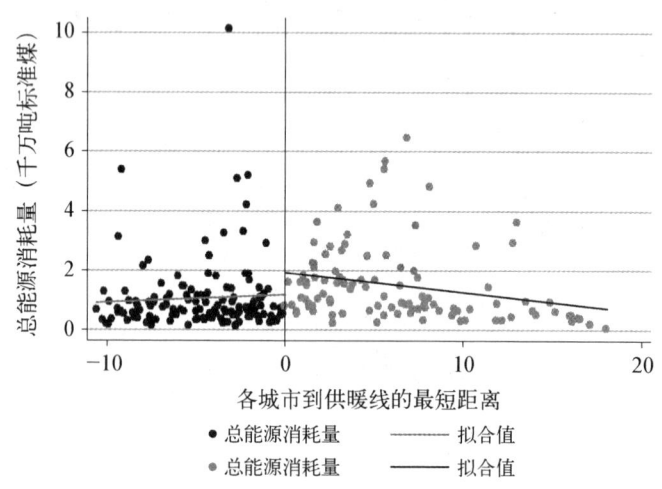

图 2-15　2005—2012 年能源消耗平均值在供暖线两侧的拟合图

图 2-16 纵坐标为电力消耗量（单位：千万吨标准煤），横坐标为各城市到供暖线的最短距离，供暖线以南为负，以北为正。每个点代表一个城市，图中的直线为电力消耗量的拟合值。

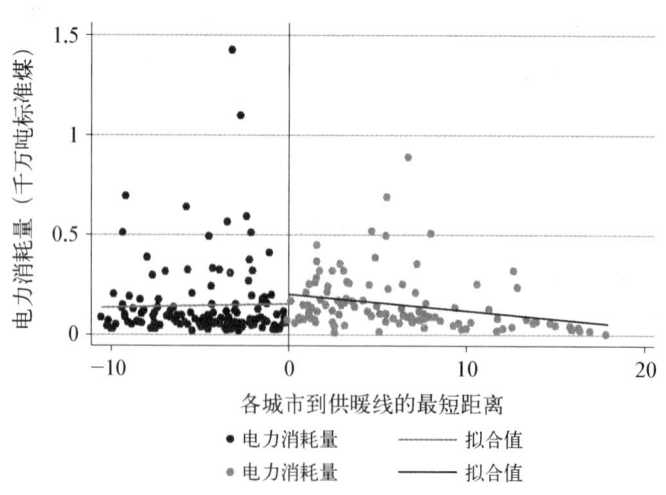

图 2-16　2005—2012 年电力消耗量平均值在供暖线两侧的拟合图

图 2-17 纵坐标为石油消耗量(单位:千万吨标准煤)。横坐标为各城市到供暖线的最短距离,供暖线以南为负,以北为正。每个点代表一个城市,图中的直线为石油消耗量的拟合值。

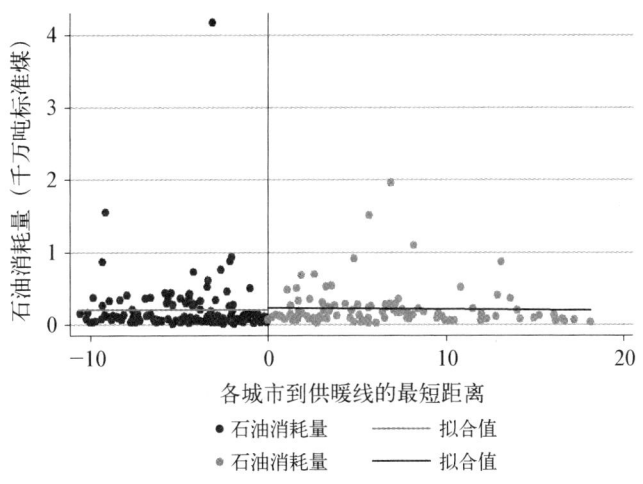

图 2-17　2005—2012 年石油消耗量平均值在供暖线两侧的拟合图

本章在表 2-13 中给出 RD 回归的第一步回归结果。从此结果不难看出,供暖线南北的哑变量是作为煤炭消耗量的有效工具变量,显著性水平都达到了 1%,且结果相当稳健。

表 2-13　基于 RD 回归的第一步回归结果

	煤炭消耗量	煤炭消耗量	煤炭消耗量	煤炭消耗量
到供暖线距离	−0.016 (0.011)	−0.017 (0.011)	−0.018* (0.01)	−0.019* (0.011)
城镇居民可支配收入	0.976*** (0.145)	0.95*** (0.15)	0.94*** (0.128)	0.998*** (0.143)
人均医疗床位数	0.02** (0.008)		0.017*** (0.005)	0.02*** (0.008)
人均医生人数	−0.007 (0.016)	0.023** (0.011)		−0.008 (0.016)
生态土地面积	−3.4e−6 (2.87e−6)	−3.69e−6 (2.63e−6)	−3.55e−6 (2.8e−6)	

续　表

	煤炭消耗量	煤炭消耗量	煤炭消耗量	煤炭消耗量
哑变量	0.665***	0.69***	0.67***	0.7***
	(0.15)	(0.151)	(0.15)	(0.148)
Cons	−1.57***	−1.35***	−1.53***	−1.64***
	(0.232)	(0.215)	(0.228)	(0.23)

注：括号内的值为稳健的标准误。*、**、***分别表示在10%、5%和1%的显著性水平上显著。

表2-14展示了RD回归的最终回归结果，同时还给出了OLS回归的结果作为对比。

煤炭消耗量对预期寿命的影响分析：

从表2-14的结果来看，采用RD方法评估的煤炭消耗量的前系数为−1.74，即一个城市如果每多烧1 000万吨标准煤，将会使该地区的平均预期寿命减少1.74岁。而OLS方法得到的结果仅为0.21岁。可见，传统的OLS方法由于内生性问题等，导致估计结果不再是无偏、一致的估计量，在此回归中，OLS方法严重低估了煤炭消耗对寿命的影响。

表2-14　基于RD回归的最终回归结果与OLS回归比较

预期寿命	RD方法				OLS方法
	(1)	(2)	(3)	(4)	(5)
煤炭消耗量	−1.74***	−1.69***	−1.81***	−1.59***	−0.21*
	(0.636)	(0.6)	(0.64)	(0.574)	(0.113)
到供暖线距离	0.072 5**	0.07***	0.088***	0.067**	−0.32
	(0.029)	(0.03)	(0.028)	(0.028)	(0.2)
居民可支配收入	2.71***	2.63***	3.17***	2.62***	1.18***
	(0.795)	(0.76)	(0.74)	(0.754)	(0.316)
人均医疗床位数	0.026		0.059***	0.023 5	−0.007
	(0.026)		(0.019)	(0.024 6)	(0.016)
人均医生人数	0.08**	0.12***		0.079**	0.095***
	(0.039)	(0.03)		(0.038)	(0.031)
生态土地面积	YES	YES	YES	NO	YES
Cons	73***	73.36***	72.51***	73.1***	75***
	(1.13)	(0.933)	(1.07)	(1.08)	(0.45)

注：括号内的值为稳健的标准误。*、**、***分别表示在10%、5%和1%的显著性水平上显著。

其他控制变量影响分析:

结果显示,居民可支配收入是影响寿命最大,也是最显著的因素。一个地区,可支配收入每增加1万元,可使该地区预期寿命增加2.71岁。而该地区的医疗条件,如人均床位数和人均医生人数同样也正向影响着一个地区的寿命。虽然人均床位数对寿命的影响并不显著,但我们认为这是由于人均床位数和人均医生人数存在着较高多重共线性导致的,回归(2)、(3)的结果也印证了我们的猜测。另外,是否控制生态土地面积这一指标,不影响我们的基本结论。

本章通过的数据和实证分析,对集中供暖政策与平均预期寿命的关系进行了分析。从表2-13和表2-14的结果可以得出,供暖政策使北方居民的预期寿命比南方低1.16年。

(二) 稳健性检验

为了检验以上结论是否稳健,本书将做如下稳健性检验:

(1) 本节基准回归的结果采用了2010年的数据,接下来将2005—2012年的数据计算平均值,并通过这8年的平均值进行回归。这样处理的好处在于,在一定程度上可以更大地利用这8年数据中的信息。

表2-15为2005—2012年平均值的描述性统计表。

表2-15 基于稳健性检验的描述性统计表

变量名称	单位	观测数	均值	最小值	最大值	标准差
平均预期寿命	岁	238	76.39	68	82	1.9
全社会总能耗	千万吨标准煤	238	1.28	0.087	10.15	1.28
全社会用电量	千万吨标准煤	238	0.152	0.005	1.423	0.174
石油消费量	千万吨标准煤	238	0.215	0.015 1	4.175	0.36
煤炭消耗量	千万吨标准煤	238	0.912	0.037	4.7	0.852
城镇居民人均可支配收入	万元	238	1.535	0.863	2.834	0.391
人均医疗床位数	张/万人	238	34.32	12.32	71.91	12.1
人均医生人数	个/万人	238	17.43	5.33	49.31	6.89
到供暖线距离	纬度	238	0.243	−10.57	18.07	6.67
森林面积	平方千米	238	6 645.9	42.02	134 514.8	11 415.9
湿地面积	平方千米	238	1 404.6	0	16 808.5	1 799
生态地面面积	平方千米	238	8 050.5	103.5	151 323.4	12 385.6

表 2-16 为回归结果。需要说明的是,此结果显示每消耗 1 000 万吨标准煤,预期寿命将减少 1.87 年,这与之前的结果基本一致。同时,此回归评估出的供暖政策对寿命的影响为 0.997 年。

表 2-16 基于稳健性检验的回归结果

预期寿命	RD方法			
	(1)	(2)	(3)	(4)
煤炭消耗量	−1.87**	−1.66***	−1.88***	−1.4**
	(0.78)	(0.67)	(0.76)	(0.66)
到供暖线距离	0.083**	0.082***	0.085***	0.069**
	(0.03)	(0.029)	(0.027)	(0.027)
居民可支配收入	3.95***	3.63***	4.03***	3.64***
	(1.055)	(0.936)	(0.89)	(0.938)
人均医疗床位数	0.057*		0.061***	0.048*
	(0.031)		(0.02)	(0.027)
人均医生人数	0.011	0.096***		0.009 5
	(0.049)	(0.033)		(0.043)
生态土地面积	YES	YES	YES	NO
Cons	70***	70.84***	70***	70.3***
	(1.27)	(0.974)	(1.15)	(1.12)

注:括号内的值为稳健的标准误。*、**、*** 分别表示在 10%、5% 和 1% 的显著性水平上显著。

(2) 本节将给出假设 $f(distance_i)$ 为二次函数形式和非参数估计结果,以及对供暖线南北 5 个纬度范围内的估计结果,数据仍采用 2010 年的数据,煤炭消耗量和平均预期寿命拟合图如图 2-18、2-19 所示。

图 2-18、图 2-19 纵坐标为煤炭消耗量(单位:千万吨标准煤)。横坐标为各城市到供暖线的最短距离,供暖线以南为负,以北为正,每个点代表一个城市。图中的拟合线为煤炭消耗量的拟合值。

从图 2-18、图 2-19 可以看出,在二次函数和非参数估计下,煤炭消耗量仍然存在断点,之前的因果识别依然成立。

从表 2-17 结果来看,二次函数形式下,结果与之前基本一致。但非参数估计和供暖线南北 5 纬度情况下的估计结果明显偏小,也不显著。换言之,本章采用的估算策略在纬度范围较小的区间内稳健性不够,这也是本章的问题所在。

第二章 煤炭燃烧对居民健康的影响

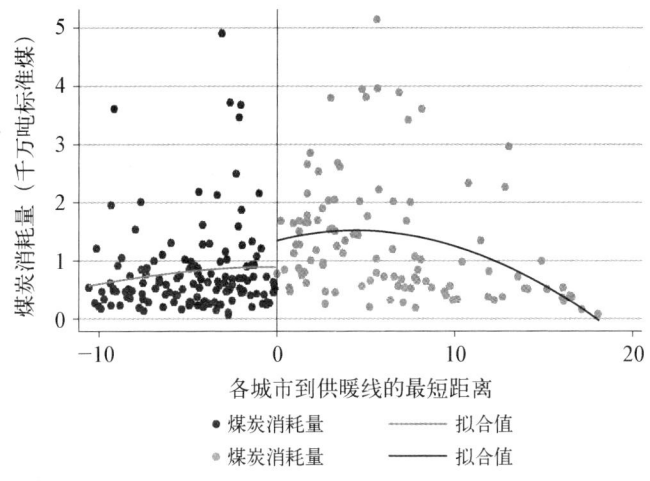

图 2-18 基于二次函数形式的煤耗拟合图

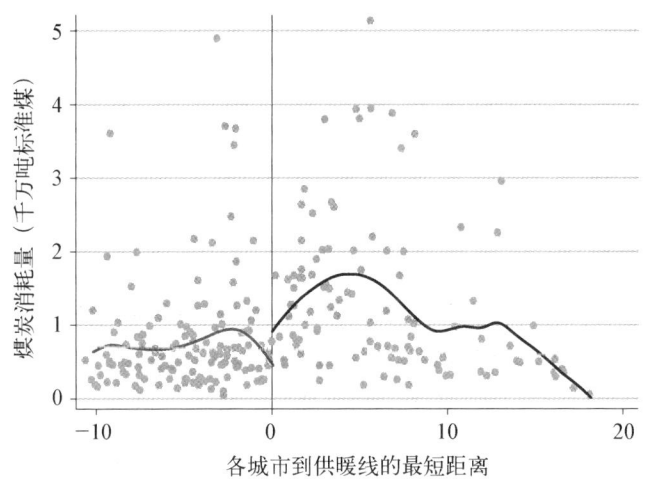

图 2-19 基于非参数估计的煤耗拟合图

表 2-17 基于稳健性检验的煤耗不同样本及参数对比

	全 样 本		供暖线南北 5 纬度范围	
	二次函数	非参估计	二次函数	非参估计
煤炭消耗量	−1.76**	−0.379	−0.58	−0.43
	(0.79)	(1.73)	(1.66)	(1.56)

注：括号内的值为稳健的标准误。*、**、*** 分别表示在 10%、5% 和 1% 的显著性水平上显著。

(三) 结论与非正式讨论

陈玉宇等(2013)的工作在国内外引起了广泛关注,*Nature* 等顶级期刊,以及《华尔街日报》《纽约时报》《国家地理》杂志、财新网、知乎日报等国内外媒体平台纷纷对其进行了报道。在很多新闻报道中,媒体直接将这一研究解读为集中供暖这一政策使北方居民平均预期寿命减少 5.5 年,进而引发了对集中供暖是否造成过度供暖,供暖线是否太过靠南等一系列讨论。

然而,正如前文指出的,陈玉宇等人的研究过高地估计了政策的影响,其关于空气污染对人寿命的影响的估计也可能有偏。本章采用的是 2005—2012 年来自中国的城市级面板数据,通过 RD 方法计算得出,一个城市的煤炭消耗每增加 1 000 万吨标准煤,地区的平均预期寿命降低 1.74 年。而集中供暖政策使得北方居民比南方居民平均预期寿命减少 1.16 年。这一结果远小于陈玉宇等(2013)的估计结果。并且当采用二次函数、非参数估计时,这一影响结果的数值将更小。

六、数据来源说明

(一) 能源数据说明

(1) 石油消耗量

由于目前无法获取石油消费量的市一级数据,因此我们用当地汽车保有量估算石油消费。具体做法是通过各个市所在省的石油消耗量和汽车保有量之比得到单位汽车保有量耗油,再用各个市的汽车保有量乘以单位汽车保有量耗油估算出当地石油消费量。省级石油消费量数据取材于《中国能源统计年鉴》里的各省能源平衡表。我们采用消费端的油品总计数据,并按照原油相关系数换算为标准煤。关于 2005—2011 年的省汽车保有量以及 2005—2012 年的各市汽车保有量数据,均源自《中国区域经济统计年鉴》,而 2012 年省汽车保有量的数据,则是从各省的年鉴资料中收集而来。

(2) 煤炭消耗量

本章通过总能源消费量减掉其余能源消费量的方式估算出煤炭消耗量,即:

煤炭消耗量=总能源消费量−石油消费量−全社会用电量−天然气消费量

其中,只有极少数城市有总能源消费量,因此其他的城市我们采用两种方法来估算总能源消费量。对于缺少单位 GDP 能耗数据的城市,我们采用 GDP 平均法,即先用省总能源消费量除以省 GDP 来得到省的单位 GDP 能耗,再乘以城市的 GDP 得到该城市的总能源消费量;其他城市则用市单位 GDP 能耗乘以 GDP 来估算总能源消费量。

(3) 全社会用电量

全社会用电量的估算方式与总能源消费量的估算类似。对于部分城市,可直接获取全社会用电量数据。在其余城市中,又有部分城市能够找到单位 GDP 电耗,再借助单位 GDP 电耗与 GDP 的乘积,即可估算出这些城市的全社会用电量。而对于其他城市,我们采用 GDP 平均法来进行估算。

(4) 天然气消耗量

由于天然气消费量在总能源消费量中的占比非常小,并且无法获取市一级的天然气消费量数据,因此我们忽略天然气消费量。

(5) 另外说明

这些数据来自各市年鉴、省年鉴、各类国家年鉴以及各市统计公报。此部分数据来源比较庞杂,但寻找数据过程中我们遵循这样一个基本原则:由于不同统计年鉴的统计口径存在差异,因此我们尽量以各地级市的统计年鉴为准,其中缺失的数据则以各省的统计年鉴为准。未收录于这些年鉴中的数据则通过查询各地的国民经济与社会发展统计公报和《中国能源统计年鉴》等专门性年鉴补充(本章所有数据寻找均遵循此原则)。

(二) 土地数据说明

森林面积和建设用地面积相关数据,来源于各地级市所制定的《土地利用总体规划(2006—2020 年)》。该类规划一般报告 2005 年各类土地面积情况以及对 2010 年和 2020 年的预期情况。由于短时间内土地面积不会有很大的变动,因此我们利用 2005 年的实际指标和 2010 年的预期性指标来计算复合增长率,从而得到 2005—2012 年的森林面积和建设用地面积。少数城市缺少 2010 年的预期性指标,因而我们按照 2005 年和 2020 年预期性指标计算复合增长率;另外还有少数城市没有找到 2006—2020 年的土地利用总体规划,我们便通过 1997—2010 年土地利用总体规划里的相关数据,选取 1996 年的实际指标和 2010 年预期性指标来计算复合增长率。

关于森林覆盖率、非裸露率和生态土地覆盖率：

我们定义森林覆盖率为森林面积和土地总面积的比例。土地总面积与森林面积来源相同，但具体处理办法略有不同。由于影响土地总面积的原因只可能是行政规划的变动，这种变动比较偶然并且不会被预判到，2010年预期性指标必然和2005年实际指标相同，因而我们认为后面年份的土地总面积与2005年的土地总面积是一样的。

我们定义非裸露率为不会扬尘的土地面积与总土地面积的比例。具体来说不会扬尘的土地面积是森林、沼泽滩涂、水面、建设用地以及水田的面积之和。

我们定义生态土地覆盖率为生态土地面积与总土地面积的比例。其中计算生态土地面积的方法为森林、沼泽滩涂、水面以及水田面积之和。

（三）其他数据说明

城市居民可支配收入数据来自各地级市年鉴、省年鉴、《中国区域经济统计年鉴》以及各市统计公报。

人均医疗床位数以及人均医生人数数据均来自各地级市年鉴、省年鉴以及《中国区域经济年鉴》和《中国城市年鉴》等国家年鉴。对于缺失这些数据的城市，我们采用如下方法进行估计：人均医疗床位数为总医疗床位数除以户籍人口；人均医生人数为总医生人数除以户籍人口。其中总医疗床位数、总医生人数这些指标的数据来自各地级市年鉴、省年鉴以及《中国区域经济年鉴》和《中国城市年鉴》，户籍人口数据来自《中国区域经济统计年鉴》。

（四）数据缺失情况说明

（1）石油消费量

江苏省：13个市（南京市、无锡市、徐州市、常州市、苏州市、南通市、连云港市、淮安市、盐城市、扬州市、镇江市、泰州市、宿迁市）缺2012年数据。

浙江省：杭州市缺2012年数据。

湖北省：武汉市、黄石市、十堰市、宜昌市、鄂州市、荆门市、荆州市、黄冈市、咸宁市、随州市、恩施州缺2012年数据；襄樊市缺2006年和2012年数据；孝感市缺2009年、2010年和2012年数据。

四川省：绵阳市缺2010年和2011年数据。

黑龙江省：黑河市缺 2009—2012 年数据；佳木斯市缺 2007 年，2009—2012 年数据；大兴安岭地区缺 2007 年数据。

湖南省：14 个市（长沙市、岳阳市、张家界市、常德市、益阳市、湘潭市、株洲市、娄底市、怀化市、邵阳市、衡阳市、永州市、郴州市、湘西州）缺 2007 年和 2008 年数据。

安徽省：16 个市（合肥市、芜湖市、蚌埠市、淮南市、马鞍山市、淮北市、铜陵市、安庆市、黄山市、滁州市、阜阳市、宿州市、六安市、亳州市、池州市、宣城市）缺 2012 年数据。

福建省：福州市和厦门市缺 2005 年、2006 年以及 2012 年数据；莆田市、三明市、泉州市、漳州市、龙岩市和宁德市缺 2005—2007 年以及 2012 年数据。

广西壮族自治区：钦州市缺 2012 年数据。

江西省：南昌市缺 2011 年数据；九江市和鹰潭市缺 2005 年、2006 年数据。

（2）煤炭消耗量

由于煤炭消耗量是按照公式

煤炭消耗总量＝总能源消费量－石油消费量－全社会用电量

估计得出，因此我们在此处说明总能源消费量和全社会用电量的数据缺失情况。

（3）总能源消费量

浙江省：湖州市、绍兴市、舟山市、宁波市、金华市、嘉兴市和丽水市缺 2009—2012 年数据。

湖北省：全部 13 个市（武汉、黄石、十堰、宜昌、襄樊、鄂州、荆门、孝感、荆州、黄冈、咸宁、随州、恩施州）缺 2006 年和 2007 年数据。

河北省：张家口市、石家庄市、秦皇岛市和邯郸市缺 2012 年数据；保定市、邢台市、滨州市和临沂市缺 2011 年和 2012 年数据。

内蒙古自治区：兴安盟、锡林郭勒盟和阿拉善盟缺 2005—2008 年数据。

甘肃省：兰州、张掖、平凉、陇南、临夏州都缺 2005—2009 年以及 2012 年数据。

云南省：昆明市、丽江市、曲靖市、楚雄州和红河州缺 2011 年和 2012 年数据；德宏州缺 2007 年以及 2011 年和 2012 年数据。

贵州省：六盘水市、铜仁市、毕节市、安顺市和贵阳市都缺 2005 年数据。

安徽省：合肥市缺 2005 年和 2006 年数据；其他 15 个市（芜湖市、蚌埠市、淮南市、马鞍山市、淮北市、铜陵市、安庆市、黄山市、滁州市、阜阳市、宿州市、六安市、亳州市、池州市、宣城市)都缺 2005—2008 年以及 2010 年数据。

福建省:全部 9 个市(福州、厦门、莆田、三明、泉州、漳州、南平、龙岩、宁德)都缺 2006 年数据。

江西省:11 个市(南昌、九江、景德镇、上饶、鹰潭、抚州、新余、宜春、萍乡、吉安、赣州)都缺 2005 年至 2009 年数据。

海南省:三亚市缺 2011 年和 2012 年数据。

(4) 全社会用电量

湖北省:11 个市(黄石、十堰、宜昌、襄樊、鄂州、荆门、孝感、荆州、黄冈、咸宁、随州)缺 2005—2009 年数据。

山西省:长治市缺 2011 年和 2012 年数据。

河北省:张家口市、秦皇岛市和邯郸市缺 2010—2012 年数据。

黑龙江省:13 个市(哈尔滨、黑河、伊春、齐齐哈尔、鹤岗、佳木斯、双鸭山、大庆、七台河、鸡西、牡丹江、绥化、大兴安岭)缺 2005 年数据。

内蒙古自治区:9 个市(呼和浩特、呼伦贝尔、通辽、赤峰、巴彦淖尔、乌兰察布、包头、鄂尔多斯、乌海)缺 2010 年数据;锡林郭勒盟和阿拉善盟缺 2005—2008 年以及 2010 年数据。

甘肃省:兰州市缺 2005—2010 年数据;张掖市、平凉市和陇南市缺 2005—2009 年数据。

云南省:昆明市、丽江市、曲靖市、楚雄州、红河州和德宏州缺 2011 年和 2012 年数据。

贵州省:六盘水市、铜仁市、毕节市、安顺市和贵阳市都缺 2005 年数据。

安徽省:16 个市(合肥市、芜湖市、蚌埠市、淮南市、马鞍山市、淮北市、铜陵市、安庆市、黄山市、滁州市、阜阳市、宿州市、六安市、亳州市、池州市、宣城市)缺 2005—2009 年数据。

福建省:全部 9 个市(福州、厦门、莆田、三明、泉州、漳州、南平、龙岩、宁德)都缺 2006 年数据。

广西壮族自治区:百色市缺 2007 年数据;梧州市缺 2006 年数据。

(5) 城镇居民可支配收入

黑龙江省:绥化市缺 2011 年数据。

云南省：红河州缺 2006 年和 2007 年数据。

湖南省：长沙市缺 2006 年和 2009 年数据；岳阳市、张家界市、常德市、益阳市、湘潭市、株洲市、娄底市、怀化市、邵阳市、衡阳市、永州市和郴州市缺 2009 年数据；湘西州缺 2005—2007 年数据。

广东省：深圳市缺 2011 年至 2012 年数据。

广西壮族自治区：南宁市缺 2011 年至 2012 年数据；梧州市缺 2012 年数据。

（6）人均医疗床位数

湖南省：娄底市、怀化市、邵阳市、郴州市以及衡阳市缺 2006 年和 2009 年数据。

福建省：龙岩市缺 2007 年数据。

广东省：深圳市缺 2011 年和 2012 年数据。

（7）人均医生人数

湖南省：岳阳市、张家界市、常德市、益阳市、湘潭市、株洲市、娄底市、怀化市、邵阳市、衡阳市、永州市、郴州市以及湘西州都缺 2006 年和 2009 年的数据。

福建省：厦门市、莆田市、三明市、泉州市、龙岩市、宁德市、南平市和漳州市都缺 2007 年数据。

广东省：深圳市缺 2011 年和 2012 年数据。

（8）填补缺失数据说明

对于以上数据缺失的数据，本章根据可查数据算出 2005—2012 年的复合增长率，并通过算出的复合增长率填补个别空缺的数据。

第三章 煤炭燃烧对居民健康的影响
——基于微观数据的研究

影响寿命或死亡的因素非常复杂。我们还需要将影响机制细化，解析煤炭燃烧会加重哪些病症的发病率，以及会造成医疗支出增加的数量。我们采集了东北某地级市(以下简称"L市"，该市存在两家煤炭依赖型工厂)2017—2019年的医保数据，旨在研究煤炭燃烧对居民发病率和医疗支出的影响。在样本取样时间内，该市发生过水泥厂错峰停产和火电厂排放设施技术升级两个事件，我们根据这两个准自然实验设计双重差分模型以解决内生性问题。

第一节 煤炭燃烧对公共健康最优影响半径的测算

一、最优影响半径测算方法评估

在探究环境污染与人体健康关联的过程中，明确煤炭污染物排放对健康的影响辐射范围至关重要，测算煤炭燃烧对公共健康的最优影响半径则是开展研究的关键的第一步。为精准评估电厂对局部地区公共健康的影响程度，精准锁定暴露于电厂排放物中的目标群体对完成研究不可或缺。接下来，本节将详细阐述推导此最优影响半径的具体流程，该半径在本章第二节和第三节的检验环节中发挥着核心作用。

（一）大气化学视角

在现有文献中，尚未出现能够精准计算不同污染源污染物气体传输距离的理想模型。在大气化学领域,一种常用方法是利用污染物垂直柱密度的卫星遥感数据直接确定空气污染源影响程度。然而,卫星遥感数据存在较高的测量偏差。例如,Beirle 等(2011)的研究表明,卫星测量得出的对流层 NO_x 柱的不确定性估计在 30% 左右,这无疑会对后续研究结果的准确性产生较大干扰。

另一种方法是将污染物的生命周期与大气传输模型相结合,以此推算给定环境条件下污染物气体的传输距离。然而,这种方法存在显著的局限性:该方法中最关键的因素之一是计算污染源污染物气体的生命周期,这很大程度上依赖于污染羽流强度等因素,适用于强大的点污染源,例如一个孤立的大城市或孤立的火山,并要求研究地区在长时间内保持一致的风向及风速,大气中羽流环境温度和反应物浓度等因素进一步增加了满足这些计算条件的复杂性。计算污染物生命周期的主要目的是估计大气化学中的排放清单。对于本书的研究来说,L 市的燃煤电厂和水泥厂都不是理想的排放源,也不具备理想的环境条件,因此计算污染物的生命周期和工厂的传输距离并不可行。

(二) 环境经济学视角

在环境经济学领域,也有以下 3 种方法可以用来计算工厂污染物气体的传输距离或确定暴露于这些工厂排放物中的人口群体。

第一种方法涉及使用空气污染排放实验和政策分析模型(APEEP),计算不同污染源排放的边际损害(Clay, et al., 2016)。该模型专注于边际损害,以便将边际损害与减排的边际成本进行权衡,然而该方法需要工厂级别的排放清单数据和空气质量监测站的数据,这在实际研究中往往难以满足。

第二种方法涉及使用污染物浓度衰减速率来计算污染物的传播距离,这种方法依赖于更大地理区域内数千个工业污染源和数百个空气质量监测站的数据。在 Currie 等(2015)的调查中,根据 1990 年至 2002 年间美国的 1 600 家工厂的样本数据,环境危险空气污染排放的平均传输距离为 1 英里。然而由于缺乏空气质量监测站数据,且 L 市中只有两家工厂,该方法不适用于本书研究。

第三种方法涉及利用外生风向来区分生活在工厂下风向(即暴露于污染中)的居民和生活在工厂上风向(即未暴露于污染中)的居民(Yang & Chou,

2018)群体。然而,风向的频繁变化会导致处理组和对照组的组成发生变化,从而引入潜在的混杂因素,使得难以作出有关环境法规效果的明确结论。因此本书没有使用该方法进行基准回归,而是采用该方法来进行稳健性检验。

二、本书最优影响半径的测算

本书通过以下步骤确定了火力发电厂的最优影响半径:首先,由于水泥厂位于B县,剔除B县和D县的数据以隔离火力发电厂的影响;其次,使用社会健康保险数据集,根据患者家庭地址的经纬度以及工厂的位置,将社会保险数据库中的患者观察结果与他们最近的火电厂进行匹配;再次,逐步确定最佳有效半径。先假设水泥厂的影响半径为1千米,使用模型(3-1)进行回归分析,以评估结果的重要性,然后按照上述方法重复同样的程序,逐渐增加假设的影响半径(例如1.1、1.2千米)。当半径增加到一定程度,回归结果不再显著时,则认为该半径是水泥厂的最佳影响半径,表示其影响不再具有统计学意义。火力发电厂的最佳影响半径也通过相似步骤得出。模型(3-1)设定如下:

$$Y_{ist} = \alpha + \beta Treatment_{ist} + X_{ist}\delta + \mu_i + \rho_t + \varphi_s + w + \varepsilon_{ist} \quad (3-1)$$

式中,Y_{ist}表示i县近区在t年s日的住院率。虚拟变量$Treatment_{ist}$表示i县近区工厂是否在t年s日受到监管,如果热电厂或水泥厂已完成技术升级或处于错峰暂停生产状态,则$Treatment_{ist}=1$;否则,将其赋值为0。X_{ist}是控制变量集,包括温度、湿度、风速和风向等气象指标。α为常数项,β为本书关注的系数,解释为在其他条件不变下住院率的百分比变化。本书还控制了区域固定效应μ_i、年固定效应ρ_t、日固定效应φ_s和周末固定效应w。ε_{ist}是误差项。为解释县内的误差相关性,因此在县级别上对标准误差进行聚类。

为了提高确定每个工厂最佳影响半径的精度,在0.1千米的间隔内进行了回归。从表3-1中可以推测,当半径超过4.8千米时,系数变得不再显著,即距离火力发电厂4.8千米以内的居民会受到其污染的影响。因此将火力发电厂周围4.8千米的半径定义为"近区",位于"近区"内的观测值构成暴露组。

表 3-1　火电厂最佳影响半径估算

Variables	HR (1)	HR (2)	HR (3)	HR (4)
Distance	3.5 KM	3.6 KM	3.7 KM	3.8 KM
Treatment	−0.169*	−0.152*	−0.135*	−0.118*
	(0.016 9)	(0.016 9)	(0.016 9)	(0.017 0)
Observations	1 785	1 808	1 818	1 823
R-squared	0.608	0.612	0.617	0.676
	(5)	(6)	(7)	(8)
Distance	3.9 KM	4.0 KM	4.1 KM	4.2 KM
Treatment	−0.074 6	−0.055 0	−0.053 3	−0.051 6
	(0.017 2)	(0.017 2)	(0.017 2)	(0.017 2)
Observations	1 837	1 845	1 863	1 875
R-squared	0.648	0.658	0.660	0.661
Weather variables	Y	Y	Y	Y
Area-FE	Y	Y	Y	Y
Daily-FE	Y	Y	Y	Y
Year-FE	Y	Y	Y	Y
Weekend-FE	Y	Y	Y	Y

同样，我们以相同的方式推测水泥厂的最佳影响半径。相应的结果在表 3-2 中显示，估算水泥厂的影响半径为 3.8 千米。

表 3-2　水泥厂最佳影响半径估算

Variables	HR (1)	HR (2)	HR (3)	HR (4)
Diseases	Respiratory disease	Cardiovascular disease	Cerebrovascular disease	Pulmonary disease
Treatment	−0.134***	−0.130***	−0.049 8*	−0.125***
	(0.005 40)	(0.001 71)	(0.004 92)	(0.008 71)
Observations	2 985	3 712	3 380	3 176
R-squared	0.721	0.788	0.747	0.744

续 表

Variables	HR (5)	HR (6)	HR (7)	HR (8)
Diseases	Brain disease	Adverse pregnancy	Cancer	Diabetes
Treatment	−0.052 8*	−0.014 9**	−0.018 5	−0.010 8
	(0.006 99)	(0.003 33)	(0.009 97)	(0.005 60)
Observations	3 420	1 629	1 508	3 097
R-squared	0.754	0.655	0.527	0.689
Weather variables	Y	Y	Y	Y
Area-FE	Y	Y	Y	Y
Daily-FE	Y	Y	Y	Y
Year-FE	Y	Y	Y	Y
Weekend-FE	Y	Y	Y	Y

值得注意的是,最佳影响半径仅基于统计证据得出。根据 Clay 等(2016)的研究,暴露于燃煤电厂对健康结果的影响可延伸至 30 或 60 英里之外,本书可能会低估工厂排放物的传播距离。因此距离这两家工厂 4.8 或 3.8 千米外的"远区"中的个人也可能暴露于工厂排放物中,在政策实施后也相应享受到空气质量改善的福利。然而本书分析集中在"近区"内(距离工厂 4.8 或 3.8 千米内)的个体样本,并没有包括"远区"的样本。本书认为处理组(即"近区")的潜在污染意味着上述估计值应被解释为下限。

第二节 煤炭燃烧污染物排放与公众健康

一、引言及背景

大多数颗粒物通过复杂的化学反应产生,如 SO_2 和 NO_x 等燃煤污染物也是如此。

如图 3-1 所示,2014 年以前,中国工业生产是大气污染物的主要来源,工业废气中的 SO_2、NO_x 排放量占全国废气排放量的 70%。政府相继出台了一系列旨在改善空气质量的政策。由于燃煤是大气污染的主要源头,重工业环保法规便开始主要针对以煤炭为主要原料的火电行业和水泥行业。根据《煤电节能减排升级与改造行动计划(2014—2020年)》,L市火电厂于2018年8月进行了技术改造,引入超低排放设备,通过脱硫脱硝的处理手段实现SO_2、NO_x等污染物排放量的减少。此外,政府于2014年开始对水泥行业实施错峰生产(COPP)政策,要求受管制地区的水泥熟料厂在特定时期内暂时关闭生产线,从而抑制煤炭消耗,以及减少NO_x和SO_2等污染物的排放。总的来说,这些政策具有大幅减少污染排放的潜力。

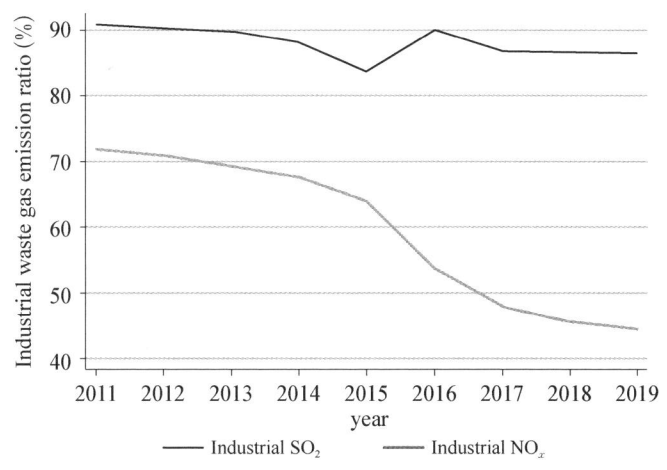

图3-1 工业污染性气体排放量占排放总量比重

L市为进行准自然实验提供了理想条件。首先,L市下辖4个县中,只有两家大型重工业,分别是一家位于A县的热电厂和一家位于B县的水泥厂,工业化程度较低,且附近没有其他重工业污染源会干扰结果,为研究提供了理想的背景。此外,如图3-2(A)所示,根据公共与环境事务研究所发布的数据,热电厂技术升级(以竖线标出)后,L市的空气污染物排放量显著下降,超低排放设备的引入使月度废气排放量大幅减少;图3-2(B)显示,错峰生产政策下,废气排放量在水泥厂停工期间显著减少。空气污染物排放的变化有效解释了空气质量改善与重工业生产之间的相关性。

由于空气污染是公共健康的重大风险因素,准确估计其健康成本对制定有效的环境监管政策至关重要。尽管已有许多研究探讨了总体污染水平对健康的影

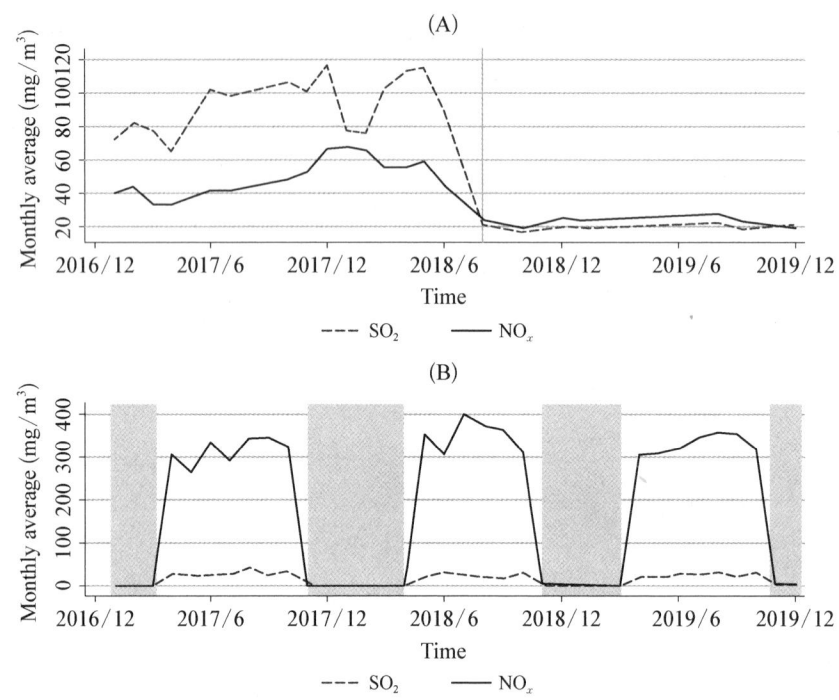

图 3-2 (A) 引入超低排放前后污染物排放浓度
(B) 错峰生产政策下污染物排放浓度

响,但不同行业的影响程度存在明显差异。值得注意的是,大约85%的颗粒物排放以及几乎所有的 SO_2 和 NO_x 排放,都来自能源相关行业。在能源部门,燃煤工厂是 SO_2 和 NO_x 排放的主要来源。然而,针对这些特定污染源,有关污染物排放对健康影响的综合研究仍然不足,目前的大多数研究都侧重于发达国家。然而鉴于污染与健康结果之间的非线性关系和经济主体的规避行为,发展中国家面临的高污染可能导致更严重的健康后果。因此简单地将基于发达国家的研究发现外推到发展中国家可能会误导政策的制定。

作为世界上最大的发展中国家,中国正面临着许多环境治理挑战,为此,减少煤炭依赖型行业的排放至关重要。排放污染对公共健康的影响,尤其是来自煤炭依赖型行业的污染,已经引起政策制定者的广泛关注,有必要进行详尽研究。

基于中国煤炭依赖型工厂的实际情况,本节评估了环境监管对公共健康的影响。为准确评估煤炭依赖型工厂对公共健康的影响,确定暴露于相关工厂排放的人群至关重要。目前已有的关于污染排放对健康影响的大多数研究都依赖于省级或县级的数据,地方层面捕捉影响数据的能力有限制。基于几项研究的经验(Currie, et al., 2015；Yang & Chou, 2018),本书通过2017—2019年中国东北部某城市L市的医疗保险记录,利用地理信息系统识别暴露于工厂污染的个人,评估了环境监测对公共健康的影响。

在发展中国家中,能源相关污染对健康的影响这一基础问题长期未得到深入研究。多数相关研究聚焦于发达国家,仅有少量研究涉及中国北方燃煤供暖政策对健康的影响,然而中国工业部门煤炭消耗占比超95%的现状使得研究中国该行业污染对健康的影响极为关键。

许多研究已表明能源相关污染对健康具有显著影响,如导致预期寿命下降、总体死亡率上升等。本书着重研究重工业工厂空气污染对住院率的影响,为该领域提供了新视角;同时,还揭示工业工厂污染排放与多种临床疾病的相关性。过往研究已发现污染与呼吸、心血管疾病的诱发存在关联,近期也有研究指出空气污染影响眼部、心脏健康及导致妊娠期风险增加。本书进一步证实,污染不仅影响脑血管和大脑,还对孕妇妊娠产生不良影响,为深入理解空气污染与不同疾病结果之间的关系提供了新证据,进一步凸显环境监管对公共健康的重要意义。

二、变量描述和数据来源

被解释变量：住院率和医疗费用。被解释变量集中取自L市的社保健康保险数据。社保健康保险数据集包括2017—2019年L市17家主要医院(不包含卫生中心数据)的370 077条每日住院记录,覆盖了几乎所有住院患者,观察值包括患者姓名、年龄、住院日期、诊断疾病类型和医疗费用等信息。剔去地址、住院日期或诊断疾病类型缺失的记录,最终剩余343 563条记录,占原始数据集记录的93%。回归分析中使用的样本具有代表性,回归结果可靠。然而,由于数据集只记录个人患者住院信息的局限性,不能将其直接用于回归分析,因此,采用以下步骤来推导住院率：首先,筛选被诊断为呼吸系统疾病、心血管疾病、脑血管疾病、肺疾病、脑疾病、不利妊娠结局、癌症或糖尿病的患者的样本;其次,对同一地区和日期的记录进行汇总,获得每个地区的每日住院人数;最后,鉴于每日住院人数是一个基于地区的离散变量,除以L市的人口来对其进行归一化,以便于回归解释。其中L市的人口数据来自该市统计年鉴。医疗费用则是个体水平的连续变量,可以用于回归分析。

解释变量：表示工厂是否受到监管的虚拟变量。燃煤电厂技术升级的完成日期源于燃煤电厂的官方公告。水泥熟料企业错峰生产政策的实施日期，源自工业和信息化部与生态环境部联合下发的水泥熟料企业错峰生产相关文件通知。

控制变量：包括县级天气变量和个体年龄变量。天气变量包括温度、湿度、风速和风向，取自L市的气象网站。年龄变量来自社保健康保险数据库。表3-1提供了模型(3-1)至(3-5)中使用的变量的汇总统计。

表3-1 变量描述性统计

变量	单位	观测数	平均值	标准差	最小值	最大值
主要变量						
住院率	每万人	3 589	0.395	0.439	0.019	1.922
呼吸系统	每万人	2 985	0.148	0.131	0.026	1.201
心脏	每万人	3 712	0.238	0.219	0.020	0.681
脑血管	每万人	3 380	0.132	0.118	0.019	0.368
肺部	每万人	3 176	0.122	0.098	0.022	0.474
脑部	每万人	3 420	0.142	0.126	0.020	0.394
不良妊娠结局	每万人	1 629	0.072	0.046	0.019	0.189
癌症	每万人	1 508	0.054	0.044	0.019	0.190
糖尿病	每万人	3 097	0.113	0.105	0.020	0.438
0—15岁患者	每万人	2 282	0.103	0.057	0.022	0.271
16—30岁患者	每万人	1 664	0.042	0.021	0.021	0.098
31—45岁患者	每万人	2 216	0.063	0.045	0.022	0.193
46—60岁患者	每万人	3 180	0.104	0.088	0.023	0.423
61—75岁患者	每万人	3 420	0.163	0.155	0.021	0.720
75岁以上患者	每万人	3 068	0.114	0.112	0.020	0.507
医疗费用	元	176 742	5 988	6 441	431	44 404
机制变量						
氮氧化物	mg/m³	144	53.03	112.62	0	399.96
二氧化硫	mg/m³	144	16.1	29.04	0	117.48
控制变量						
年龄	年	176 742	55.36	25.26	0	100
气温	℃	3 859	6.381	13.985	−29	30

变　量	单　位	观测数	平均值	标准差	最小值	最大值
湿度	—	3 859	0.485	0.972	0	3
风速	m/s	3 859	2.595	1.006	0	8
风向-东	—	3 859	−0.512	0.731	−1	1
风向-西	—	3 859	−0.214	0.828	−1	1

三、实证分析

(一) 平稳性检验

政策的实施可能会引发近区和远区患者之间的系统性迁移行为,同时教育水平等因素可能在地区之间也存在系统性差异,这些因素可能会导致基准结果偏差。因此本书保留了在政策实施前后至少有一次住院记录的患者样本,这些样本不受潜在人口迁移的影响,且每个患者都有固定的特征(如教育背景和性别)。汇总患者在政策实施前后的住院次数,并使用模型(3-2)来评估政策对患者住院的影响:

$$Y_{\gamma p} = \alpha + \beta Treatment_{\gamma p} + X_{\gamma p}\delta + \mu_\gamma + \rho_t + \varphi_p + \varepsilon_{\gamma p} \qquad (3-2)$$

式中,γ 表示第 γ 个患者,p 表示政策前后两个时期。$Y_{\gamma p}$ 表示患者 γ 在 p 期间的住院次数;虚拟变量 $Treatment_{\gamma p}$ 表示患者 γ 是否受到政策影响,若受影响,则 $Treatment_{\gamma p}=1$,否则为 0。X 表示控制变量,包括个人年龄和天气变量,μ 是个体固定效应,ρ 是年份固定效应,φ 是日期固定效应,在县级别上对标准误差进行聚类。对于所有控制变量,在政策实施前后计算平均值。

以下回归分析以政策实施前对照组和处理组之间的相似性和可比性为前提。首先,回归分析中采用的变量是地区级日度水平的,没有该级别的其他特征变量,因此比较政策实施前(2010—2017 年)处理组和对照组的经济变量,结果在表 3-2(Panel A)中给出。在经济发展、产业结构或医疗保健标准方面,对照县和处理县之间没有显著差异。第二,比较政策实施前对照县和处理县的天气特征,结果在表 3-2(Panel B)中给出,两组的天气条件相似,符合各县之间接近的地理位置。最后,分析政策实施前处理县附近地区与对照县附近地区的人口住院率和平均年龄,结果在表 3-2(Panel C)中给出,两组间也没有显著差异。对照县与处理县数据通过平稳性检验。

表 3-2 平稳性检验

	Treated county (1)	Control county (2)	p-value：(1) vs.(2) (3)
Panel A：Economic characteristics [$N=16$(treated)；$N=16$(control)]			
GDP per capita	3.72	3.55	0.64
Secondary	63.50	66.15	0.50
Medical bed capacity	45.01	51.10	0.30
Medical personnel	76.25	71.45	0.61
Panel B：Weather characteristics [$N=2188$(treated)；$N=2188$(control)]			
Temperature	11.48	10.95	0.31
Humidity	0.53	0.55	0.63
Wind east	−0.40	−0.41	0.74
Wind north	−0.19	−0.18	0.96
Wind speed	2.52	2.45	0.15
Panel C：Patient characteristics [$N=927$(treated)；$N=993$(control)]			
Pre-HR	0.39	0.38	0.55
Age	55.59	55.82	0.82

(二) 基准回归分析

为了研究环保法规的实施对 L 市重工业部门公共卫生的影响,本书使用了 2017—2019 年社会健康保险数据中的个人层面的每日住院记录,并使用工厂的经纬度以及患者的家庭地址将住院记录与热电厂和水泥厂进行配对。工厂污染物的影响随着距离的增加而降低,因此仅将距离工厂足够近的家庭地址纳入处理组。根据对工厂周围不同半径范围内的样本重复进行回归,最终选择 4.8 千米作为 A 县热电厂的影响半径,3.8 千米作为 B 县水泥厂的影响半径。

为了充分利用数据集,本书在两个对照县中各随机分配了一个虚拟工厂。具体来说,在 C 县分配一个半径为 4.8 千米的虚拟热电厂,在 D 县分配一个影响半径为 3.8 千米的虚拟水泥厂。为了方便起见,本书将"近区"定义为在工厂影响半径(4.8千米或3.8千米)以内的地区,将"远区"定义为在工厂影响半径以外的地区。由于绝大多数患者居住在"远区",为避免系统性差异,仅保留"近区"的样本进行分析。在这种情况下,有两种比较:政策日期前后的数据对比,以及处理近区和控制近区之间的结果。

基准回归模型为模型(3-1)(上文计算最优影响半径处),表 3-3 给出了基准回归结果。所有回归都控制了地区固定效应、日固定效应、年固定效应和周末固定效应。列(1)和列(2)为火力发电厂的回归结果,在不控制天气变量的情况下,随火力发电厂的技术升级,住院率显著降低了 0.12/万人;添加天气控制变量后,列(2)的结果与列(1)的结果基本一致。列(3)和列(4)为水泥厂的回归结果,列(3)显示了未控制天气变量的情况下水泥厂错峰生产政策的结果,列(4)显示了控制天气变量的结果,两列分别显示该政策对住院率 0.08/万人和 0.11/万人的影响,小于火力发电厂技术升级的影响。或可归因为火力发电厂消耗更多的煤炭并排放更多的污染物,从而使政策的影响更加明显。列(5)和列(6)给出了火力发电厂和水泥厂的综合回归结果,无论是否包含控制变量,结果都相似。平均而言,环境法规的实施导致受影响地区每日住院率减少 0.16/万人。

(三) 动态效应检验

为检查模型基本假设的有效性,使用以下模型测试政策的动态效应:

$$Y_{it\tau} = \sum_{\tau \neq 0} \alpha_\tau \beta Treatment_{it\tau} + X_{jt}\delta + \mu_i + \rho_t + \varphi_s + w + \varepsilon_{it\tau} \qquad (3-3)$$

式中,$\tau = s - \text{policy day} + 1$,即热电厂技术升级或水泥厂停产前后的天数。policy day 是政策实施的日期。$\tau = 1$ 表示政策实施后的第一天,$\tau = 2$ 表示政策实施后的第二天,依此类推;$\tau = 0$ 表示政策实施前的一天,$\tau = -1$ 表示政策实施前的两天,依此类推。变量的定义与模型(3-1)中的定义相似。

使用 DID 模型估计可信因果效应的前提是 DID 模型规范必须满足平行趋势假设。在本节中,使用模型(3-3)估计政策对住院率的动态效应,结果如图 3-3 所示,虚线表示法规实施的前一天,将其删除以防止共线性。结果表明,在政策实施之前,处理组和对照组之间没有系统的趋势差异。此外,政策实施后,处理组的住院率显著下降,这种影响持续了大约半个月,之后效果逐渐减弱到零。这些结果证实了基准回归的可靠性。

表 3-3 基准回归分析结果

Variables	Thermal power plant		Cement plants		All	
	HR (1)	HR (2)	HR (3)	HR (4)	HR (5)	HR (6)
Treatment	−0.122**	−0.199*	−0.080 8***	−0.118*	−0.109*	−0.165**
	(0.002 64)	(0.021 5)	(0.000 366)	(0.013 9)	(0.041 5)	(0.031 1)
Temperature		−0.000 974		−0.000 695		−0.001 04*
		(0.000 458)		(0.000 635)		(0.000 361)
Humidity		−0.009 12*		−0.003 96		−0.007 94*
		(0.002 67)		(0.001 47)		(0.002 96)
Wind speed		0.009 67		0.004 52		0.008 30
		(0.005 44)		(0.004 30)		(0.004 32)
East wind direction		0.000 408		0.001 55**		0.001 30
		(0.000 741)		(0.000 290)		(0.001 02)
West wind direction		0.003 04		−0.000 182		0.003 06
		(0.004 85)		(0.002 50)		(0.003 17)
Area-FE	Y	Y	Y	Y	Y	Y
Daily-FE	Y	Y	Y	Y	Y	Y
Year-FE	Y	Y	Y	Y	Y	Y
Weekend-FE	Y	Y	Y	Y	Y	Y
Observations	2 036	2 036	1 823	1 823	3 859	3 859
R-squared	0.767	0.772	0.663	0.676	0.782	0.787

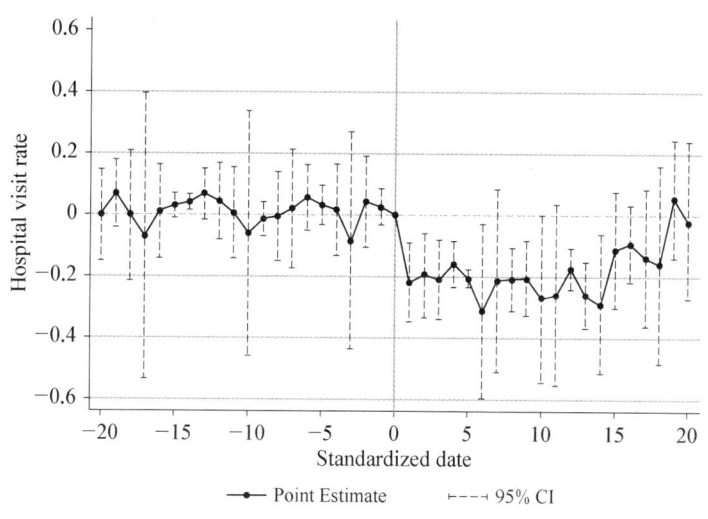

图 3-3 平行趋势检验

(四) 稳健性检验

为了进一步确保基准回归方式的可靠性,本书进行了一系列的稳健性检验,着重验证距离对该效应的影响。

第一,本书进行了一系列的敏感性分析,主要方法如下:减去 4.8 千米以重新校准 A 县和 C 县患者与工厂的距离,减去 3.8 千米以重新校准 B 县和 D 县患者与工厂的距离,通过相对距离反映每个患者与各工厂的接近程度。随后,检查政策实施后不同距离区域的住院率变化,具体表示为[-0.6, -0.4)、[-0.4, -0.2)、[-0.2, 0)、[0, 0.2)、[0.2, 0.4)和[0.4, 0.6)等 6 个区间。例如,[-0.2, 0)表示距离热电厂 4.6—4.8 千米,距离水泥厂 3.6—3.8 千米的样本,以此类推。

敏感性分析结果如表 3-4 所示。结果表明,在[-0.6, -0.4)、[-0.4, -0.2)和[-0.2, 0)等区间内政策对住院率的影响显著,更远的区间则没有显著影响。具体来说,即在最优距离区间[-0.2, 0)内,系数相对较小,且仅在 10% 的水平上显著;在[0, 0.2)区间内,影响则不再显著。这些结果与表 3-1 和表 3-2 中的结论一致。

第二,在两个对照县中随机分配了两个虚拟电厂,可能会在县内引入近区和远区观测值之间的系统性差异,导致基准回归结果产生偏差。为了避开这种干扰,本书排除了两个对照县的观测值,并重新通过模型(3-1)进行回归,结果如

表 3-4 的第(1)栏。值得注意的是,无论是否包含温度、湿度、风速和风向等控制变量,回归系数都显示为负,这与先前的结果一致。

表 3-4 距离敏感性分析结果

Distance	[−0.6, −0.4]	[−0.4, −0.2)	[−0.2, −0)	[0, 0.2)	[0.2, 0.4)	[0.4, 0.6)
	(1)	(2)	(3)	(4)	(5)	(6)
Treatment	−0.065 9**	−0.084 4***	−0.035 6*	−0.064 7	−0.049 5	−0.017 7
	(0.002 14)	(0.000 570)	(0.003 54)	(0.011 4)	(0.009 79)	(0.005 41)
Weather variables	Y	Y	Y	Y	Y	Y
Area-FE	Y	Y	Y	Y	Y	Y
Year-FE	Y	Y	Y	Y	Y	Y
Daily-FE	Y	Y	Y	Y	Y	Y
Weekend-FE	Y	Y	Y	Y	Y	Y
Observations	798	923	1 229	1 301	1 228	1 484
R-squared	0.901	0.942	0.508	0.872	0.761	0.771

第三,在本书基准 DID 模型中删除了县的远区样本。然而,将远区样本纳入可以形成一个有效的三重差分(DDD)模型。在这种情况下,有三类比较:政策日期之前和之后的比较,处理近区和控制近区之间的比较,以及县内近区和远区之间的比较。模型如下:

$$Y_{ijs} = \alpha + \beta county_j \times distance_i \times post_{ts} + X_{jts}\delta + \mu_i + \rho_t + \varphi_s + w + \varepsilon_{ijts} \tag{3-4}$$

式中,$county_j$ 表示县 j;$distance_i$ 是一个虚拟变量,$distance_i = 1$ 表示近区,$distance_i = 0$ 表示远区;$post_{ts}$ 是一个虚拟变量,表示在 t 年 s 日工厂是否受到监管,如果热电厂或水泥厂已完成技术升级或处于暂停期,则赋值为 1,否则赋值为 0;其他变量与模型(3-1)中的变量一致。由于大多数观测值取自工厂的远区样本,本文采用 DID 模型而非 DDD 模型作为我们的基准模型,以确保对环境法规实施效果的精确估计。

DDD 模型是一种有效的识别方法,尤其是在包含远区样本的情况下。因此使用模型(3-2)评估基准回归结果是否受到模型规范的影响,结果显示在表 3-5 的第(2)栏中,DDD 估计值与基准回归结果非常接近。此外本书采用了另一种方法,即通过外生风向来识别暴露于工厂污染排放物的人群,并以此估计污染对健康的影响(Yang & Chou, 2018),将居住在工厂下风向(即暴露于污染中)的居民与居住在工厂上风向(即未暴露于污染中)的居民区分开。然而值得注意的是,风向的频繁变化会导致处理组和对照组的组成发生变化,可能会引入混杂因素。考虑到这个限制,该方法主要用以检验基准回归结果的稳健性。在第(3)栏中便使用外生风向估计政策对住院率的影响,结果与基准回归保持一致。

第四,环保法规可能会影响区域城市化进程或经济活动,从而改变区域固定效应,使基准回归结果受到影响。为了解决这种内生性问题,在表3-5的第(4)栏中采取了额外步骤,即控制区域固定效应和年度固定效应之间的相互作用。且估计的系数与基准回归结果非常接近,表明该内生性问题并不是特别显著。另一个潜在的内生性问题是环境法规实施和住院率之间的反向因果关系,即在政策实施之前,处理组和对照组之间的住院率可能存在系统性差异,然而在平衡性检验中并没有发现处理组和对照组在政策实施前的住院率有任何系统性差异。此外,在表3-5的第(5)栏中,当控制政策前住院率和年份固定效应之间的相互作用时,也没有出现这种内生性的迹象。

表3-5 其他稳健性检验结果

	Drop the control counties	DDD	Down vs. up wind	Area-FE × Year	Pre-FE × Year
	(1)	(2)	(3)	(4)	(5)
Treatment	−0.113**	−0.155**	−0.148**	−0.141***	−0.159**
	(0.002 38)	(0.037 6)	(0.008 25)	(0.020 2)	(0.045 6)
Pre-diff×Year					7.05e−05
					(0.000 126)
Weather variables	Y	Y	Y	Y	Y
Area-FE	Y	Y	Y	Y	Y
Year-FE	Y	Y	Y	Y	Y
Daily-FE	Y	Y	Y	Y	Y
Weekend-FE	Y	Y	Y	Y	Y
Observations	1 823	6 250	4 062	3 859	3 859
R-squared	0.864	0.796	0.547	0.855	0.789

第五，不同地区各种特征的系统性差异以及政策实施可能导致的人口流动模式变化可能会对基准回归结果引入偏差。为此，本书选择在政策实施前后30天都有住院记录的患者作为样本以缓解上述因素的潜在影响。检验政策实施前后相对较短时间段内的住院效果（如1—5天或6—10天）也有助于缓解城市化或经济活动等长期因素的影响。最终，我们从政策实施前后共有的30 796次就诊中取样9 337名患者，并获得了观察结果。

然后，检查不同时间段内住院的变化。例如汇总同一名患者在政策实施前6—10天与实施后6—10天的住院次数，并比较政策实施后的总住院次数与政策实施前是否有显著差异。由于只采用两个时期的数据（政策前和政策后），有助于减轻与时间序列相关性有关的影响，结果如表3-6所示。第(1)至(6)栏表明，在政策实施后的第1—5天内，治疗区域的平均住院次数减少了1.1次，第6—10天的减少量为0.82次，第11—15天的减少量为0.46次。15天之后，政策的影响不再具有统计学意义。这一观察结果与动态效应分析一致，强调政策在实施后最初15天内的主要效果。总体而言，在政策颁布后的前15天内，累计减少了2次住院。这些结果验证了基准回归结果的稳健性，也证实了政策的实施确实使住院频率发生下降。

最后，为了深入了解观察到的住院率下降是否可以归因于监管或可能是其他未观察到的因素，本书进行了3项安慰剂测试。

在第一项安慰剂测试中，将模型(3-1)中的因变量修改为除了上述疾病外（呼吸系统疾病、心血管疾病、脑血管疾病、肺疾病、脑疾病和不良妊娠结局）的患者的住院率，回归结果显示在表3-7的第(1)栏中。鉴于DID估计不显著，可以推断出环境法规实施不会导致与其他疾病类别的住院率下降。值得注意的是，尽管统计上未能拒绝环境法规与其他类型疾病无关的原假设，但这并不一定意味着它们之间没有关系。

第二项安慰剂测试使用发电厂的安慰剂政策日期进行额外的DID分析，结果显示在表3-7的第(2)至(4)栏中。数据表明，当设置环境法规的安慰剂政策日期时，与住院率相关的系数不再显著。该结果支持住院率下降与热电厂的技术升级和水泥厂因错峰生产政策停产存在相关性的结论。

最后，通过在A县和B县随机分配安慰剂工厂进行了第三项安慰剂测试，结果显示在表3-7的第(5)和(6)栏中，安慰剂效应的不显著性加强了结论：规定的实施确实导致了住院率的下降。

表 3-6 政策实施后不同时间段内的住院次数

Time windows	1—5 days (1)	6—10 days (2)	11—15 days (3)	16—20 days (4)	21—25 days (5)	26—30 days (6)	1—15 days (7)
Treatment	−1.108** (0.220)	−0.820* (0.299)	−0.460** (0.111)	−0.108 (0.0527)	−0.0716 (0.0536)	−0.123 (0.0609)	−2.016*** (0.0273)
Weather variables	Y	Y	Y	Y	Y	Y	Y
Individual-FE	Y	Y	Y	Y	Y	Y	Y
Year-FE	Y	Y	Y	Y	Y	Y	Y
Post-FE	Y	Y	Y	Y	Y	Y	Y
Observations	380	426	414	372	338	316	1 220
R-squared	0.595	0.580	0.550	0.710	0.718	0.702	0.748

表 3-7 安慰剂检验

	Other disease (1)	Placebo policy date power (2)	Placebo policy date cement (3)	Placebo policy date both (4)	Placebo plants power (5)	Placebo plants cement (6)	Placebo plants both (7)
Treatment	−0.0708 (0.0394)	−0.0868 (0.0286)	0.0158 (0.0111)	−0.00836 (0.0255)	−0.00416 (0.00440)	0.00395 (0.00174)	−0.0174 (0.00791)
Weather	Y	Y	Y	Y	Y	Y	Y
Year-FE	Y	Y	Y	Y	Y	Y	Y
Area-FE	Y	Y	Y	Y	Y	Y	Y
Daily-FE	Y	Y	Y	Y	Y	Y	Y
Weekend-FE	Y	Y	Y	Y	Y	Y	Y
Observations	3 411	2 036	1 823	3 859	1 792	1 304	3 096
R-squared	0.755	0.872	0.686	0.862	0.537	0.554	0.718

本节通过两项相关环境监管政策的实施情况，采用 DID 模型估计了环境法规的实施对住院率的影响。研究发现，煤炭依赖型工厂相关的环境法规将每 10 000 人中的住院率降低了 0.165 个百分点，后续通过一系列稳健性和安慰剂测试证实了结果的可靠性。研究进一步表明，政策带来的影响在 15 天内显著，之后影响逐渐减弱。

第三节 环境规制与公众健康及成本效益分析

一、引言及背景

上一小节评估了环境监管对公共健康的影响，本节将进一步开展其异质性和机制分析，并测算环境规制带来的成本和效益。考虑到污染与健康之间的非线性剂量-反应关系，加之经济主体的规避行为，发展中国家较高的污染水平可能会引发更严重健康后果。但现有针对发展中国家煤电厂污染对健康影响的研究较少，仅有部分研究利用省级或县级数据估计煤炭依赖型工厂的相关死亡率。

当前研究存在诸多不足。一方面，对发展中国家环境污染的社会成本研究欠缺；另一方面，重工业污染对健康的严重负面影响未得到充分关注，且研究多局限于心血管疾病、呼吸系统疾病或妊娠风险的相关死亡率分析。本书通过分析环境法规对中国重工业住院和医疗费用的影响，借助准自然实验，全面涵盖更广泛的疾病范围，填补上述研究空白。通过计算治疗成本与收益，为政府设计最优环境监管政策提供参考，从成本效益角度推动环境规制政策的科学制定，实现环境与经济的平衡发展。

本节通过两项相关环境监管政策，采用 DID 模型估计了环境法规对住院率的异质性分析和对医疗费用的影响。跨疾病的异质性分析表明，相关法规对呼吸系统、心血管、肺部等相关疾病和妊娠的住院率影响最为显著。基于年龄的异质性分析表明，相关法规的影响在青少年和老年人群体中更为显著。

机制分析表明，针对重工业工厂的环境法规通过降低 SO_2 和 NO_x 的浓度降低住院率。最后，每家工厂在 15 天内的治疗收益为 10 万元人民币，显著低于控制所用的成本。

二、进一步的实证分析

(一) 异质性分析

(1) 疾病异质性

基于社会医疗保险数据,评估8种广泛分类的疾病,即呼吸系统疾病、心血管疾病、脑血管疾病、肺疾病、脑疾病(不包括脑血管疾病)、不良妊娠结局、癌症和糖尿病,用不同疾病的住院数据替换模型(3-1)中的因变量,以反映与每种特定疾病类型相关的住院情况,结果显示在表3-8中。研究结果表明,环境规制的实施对呼吸系统疾病、心血管疾病和肺疾病等状况有显著影响,但对癌症和糖尿病相关的住院率的影响并不显著,这可能是因为导致后两类的相关疾病需要长期暴露于污染。其他疾病对环境规制呈现出中等程度的重要性。

表3-8 疾病异质性检验

Variables	HR (1)	HR (2)	HR (3)	HR (4)
Distance	4.4 km	4.5 km	4.6 km	4.7 km
Treatment	−0.263**	−0.255**	−0.255*	−0.221*
	(0.017 9)	(0.017 9)	(0.021 2)	(0.021 4)
Observations	2 003	2 028	2 030	2 030
R-squared	0.873	0.872	0.871	0.871
	(5)	(6)	(7)	(8)
Distance	4.8 KM	4.9 KM	5.0 KM	5.1 KM
Treatment	−0.199*	−0.162	−0.109	−0.073 6
	(0.021 5)	(0.050 8)	(0.053 9)	(0.055 6)
Observations	2 036	2 041	2 044	2 044
R-squared	0.772	0.781	0.818	0.815
Weather variables	Y	Y	Y	Y
Area-FE	Y	Y	Y	Y
Daily-FE	Y	Y	Y	Y
Year-FE	Y	Y	Y	Y
Weekend-FE	Y	Y	Y	Y

(2) 年龄异质性

空气污染的影响可能在不同的年龄段的人群中有所不同。参考先前的研究强调的空气污染对婴儿、儿童和老年人的影响(Currie, et al., 2009; Hollingsworth, et al., 2021),本书探讨了环境规制对 6 个年龄类别住院率的影响:0—15 岁; 16—30 岁;31—45 岁;46—60 岁;61—75 岁和 75 岁以上的患者,结果显示在表 3-9 中。结果表明,最显著的影响出现在 0—15 岁和 61 岁以上的人群中,而对其他年龄组的影响较小或可忽略不计。这些结果与现有文献相吻合,可能是因为这些年龄段的人群免疫系统相对于其他年龄段较弱。

表 3-9 年龄异质性检验

Variables	Age 0—15 (1)	Age 16—30 (2)	Age 31—45 (3)	Age 46—60 (4)	Age 61—75 (5)	Age 75+ (6)
Treatment	−0.156*** (0.006 02)	−0.005 46* (0.002 02)	−0.006 99 (0.003 91)	−0.032 3** (0.005 93)	−0.124** (0.026 1)	−0.166*** (0.018 4)
Weather variables	Y	Y	Y	Y	Y	Y
Area-FE	Y	Y	Y	Y	Y	Y
Daily-FE	Y	Y	Y	Y	Y	Y
Year-FE	Y	Y	Y	Y	Y	Y
Weekend-FE	Y	Y	Y	Y	Y	Y
Observations	2 282	1 664	2 216	3 180	3 420	3 068
R-squared	0.669	0.458	0.680	0.669	0.751	0.769

异质性分析的结果表明,重工业环境法规的影响程度因个人年龄而异。此外,空气污染对健康的影响不仅限于引发呼吸系统疾病和心血管和脑血管疾病,而且与肺疾病、脑疾病和不良妊娠反应也有密切关系。这些结论丰富了已有研究的发现。

(二) 机制分析

正如上文所述,火力发电厂的技术升级和水泥厂的错峰生产政策的主要目的是减少燃煤污染气体排放,因此本书利用火力和水泥厂的月度污染浓度数据来评估这一机制。值得一提的是,本书并不认为污染气体是唯一的机制,水和土壤的污染也是潜在的机制。然而,由于数据可用性的限制,本节仅讨论气态污染物的影响。

结果如表 3-10 所示。第(1)列表明,即使使用月度数据,环境监管对住院率的因果影响仍然显著。第(2)、(3)列表明,环境监管实施后,NO_x 和 SO_2 的污染浓度显著下降,进一步证实猜测。第(4)、(5)列表明,随着 NO_x 和 SO_2 浓度的增加,住院率也随之上升。此外,解释变量与这些污染物之间的交互项均为显著负相关,证明环境监管的实施通过降低这两种污染物的排放确实降低了住院率。因此可以得出结论,针对重工业工厂的环境监管可以通过降低污染物(如 SO_2 和 NO_x)的浓度来有效地降低住院率。

表 3-10 机制分析结果

Variables	HR (1)	NO_x (2)	SO_2 (3)	HR (4)	HR (5)
Treatment	−2.301*** (0.019 4)	−5.008*** (0.112)	−1.840*** (0.305)	−3.049** (0.563)	−2.974*** (0.345)
Treatment×NO_x				−0.830*** (0.140)	
NO_x				0.629** (0.196)	
Treatment×SO_2					−0.225* (0.081 5)
SO_2					0.554*** (0.090 1)
Control variables	Y	Y	Y	Y	Y
Area-FE	Y	Y	Y	Y	Y
Year-FE	Y	Y	Y	Y	Y
Month-FE	Y	Y	Y	Y	Y
Observations	144	144	144	144	144
R-squared	0.954	0.958	0.957	0.968	0.969

(三) 环境监管对医疗费用的影响

本节进一步分析了环境监管对医疗费用的影响。上述研究已证实环境法规在减少重工业有毒气体排放以及改善公共健康方面的有效性,但未能定量分析其对公共医疗资源的助益。

本书考察了环境监管政策对个人医疗费用支出的影响。与区域层面分析的

模型(3-1)相反,模型(3-5)在个人层面上整合了医疗费用数据,该数据的连续性可通过线性回归估计以下 DID 模型:

$$C_{\gamma its} = \alpha + \beta Treatment_{its} + X_{\gamma its}\delta + \mu_\gamma + \rho_t + \varphi_s + w + \varepsilon_{\gamma its} \quad (3-5)$$

式中,$C_{\gamma its}$ 为个体 γ 在 t 年 s 天县 i 近区的医疗费用;$X_{\gamma its}$ 为与模型(3-1)相似的控制变量,包含个体年龄;μ 为个体固定效应,其他固定效应与模型(3-1)一致。

表 3-11 显示了模型(3-5)的回归结果。如第(1)列所示,政策监管使人均医疗支出减少 175 元/天,即政策实施后患者每次住院的平均节省了 175 元医疗费用。然而,该结果没有考虑人口结构及其变化,无法支持更全面的政策效益分析。第(2)列显示的结果表明,每次住院的人均医疗费用减少了 371 元,大于第(1)列中观察到的影响。可能的解释是,有重复住院记录的个人可能有较差的健康状况,如患有慢性疾病或老年疾病。尽管这种影响可能会高估环境政策对医疗支出的节省作用,但仍然一定程度上证实了环境政策的成本效益。

表 3-11 医疗费用回归结果

	Full sample	Repeated hospitalization sample	
	Main diseases	Main diseases	Respiratory and Cardiovascular
	(1)	(2)	(3)
Treatment	−175.5**	−371.0*	−308.1*
	(39.57)	(121.2)	(109.6)
Age	Y		
Weather variables	Y	Y	Y
Individual-FE	Y	Y	Y
Year FE	Y	Y	Y
Daily-FE	Y	Y	Y
Weekend-FE	Y	Y	Y
Observations	176 742	3 626	767
R-squared	0.019	0.626	0.604

注:由于与个体固定效应存在共线性,重复住院样本分析中省略了年龄。

Chen 等(2021)证实中国所有燃煤电厂的年度 SO_2 排放量会导致其邻近县的

心血管和呼吸系统疾病约 1 530 亿元人民币的医疗费用增加,相当于 2017—2019 年中国平均总医疗支出的 2.7%。表 3-11 第(3)列的结果显示,环境法规的实施降低了 308 元的心血管和呼吸系统相关疾病住院费用。与表 3-1 中的人均住院费用相比,环境法规使人均住院费用减少了 5.14%。鉴于 SO_2 是燃煤依赖型工厂排放的主要污染物,Chen 等(2021)的估计和本书结果之间的差异表明,工厂污染对附近地区的影响更为明显。此外,一些研究还考察了 $PM_{2.5}$ 对医疗支出的影响。如 Liao 等(2021)发现,$PM_{2.5}$ 浓度每增加 10 μg/m³,中国的人均住院支出平均增加 247.95 元。这些结果突出了不同污染物的不同毒性及其对各种健康支出变量的不同影响。

本书进一步计算了环境监管政策的成本和效益。结合基准回归结果 0.165/万人和 L 市的基本人口统计资料,可计算得出受影响地区每日住院人数减少 18 人。鉴于该政策在 15 天内的效果显著,每家工厂的医疗费用减少约 10 万元人民币。从经济成本的角度来看,水泥厂的日熟料产量为 4 000 吨,而 2017—2019 年全国熟料平均售价为每吨 300 元,因此错峰生产政策导致水泥厂遭受 120 万元的日损失;另一方面,热电厂技术升级的环境投资总额为 120 亿元人民币。因此,相关政策带来的医疗支出效益显著低于政策导致的经济成本。

然而该结论中存在 3 个值得思考的问题。第一,考虑到反复住院的个人的健康状况,上述讨论可能高估了医疗支出的节约效果。第二,水泥市场的熟料价格很可能随着错峰生产政策的实施而上涨。Wang 等(2021)的研究指出,在错峰生产实施后,全国市场的熟料售价在 2014—2019 年间上涨了 8%,这表明上述讨论可能高估了水泥厂的损失。此外,上文在计算错峰生产的影响时,以熟料产量代表销售量,因为水泥熟料因其吸水性而难以储存,但即使考虑了该因素,政策的医疗支出节约效益仍远低于其经济成本。第三,这些政策的潜在社会效益可能会超过单纯的医疗支出效益,而本书没有考虑改善环境绩效的其他潜在效益,例如对当地房产价值、劳动生产率或人力资本的影响。

三、结论

针对重工业工厂的环境监管有望显著促进公众健康并降低社会健康成本。本书基于中国东北部城市微观医疗记录,证实加强重工业环境监管显著降低了住院率和医疗费用。具体来说,呼吸系统疾病、心血管系统疾病、脑血管系统疾病、肺部疾病、脑部疾病和不良妊娠的住院率降低了 0.165/(天·万人),在 0—15 岁或 45 岁以上的人群中尤其显著。机制分析发现,住院率的降低可归因于 SO_2 和 NO_x 浓度的降低。进一步分析表明,重工业监管会使每家工厂在 15 天内减少总医疗费用 10 万元人民币。然而,医疗费用上的收益仍然远低于政策产生的经济成本。

随着发展中国家的工业化进程加速,以燃煤为主的重工业已成为空气污染的主要来源,严重威胁公众健康。为保护环境,许多发展中国家政府已经对包括电厂和水泥厂在内的重工业实施监管。根据 L 市地区和个人数据,本书发现火力发电厂技术升级和水泥厂错峰生产等相关环境法规可以降低每日每万人口住院率,由此改善公众健康。本书系统研究了环境法规对呼吸系统疾病、心血管系统疾病、脑血管系统疾病、肺部疾病、脑部疾病和不良妊娠住院率的影响。但结果表明,这些法规对癌症或糖尿病患者没有显著的健康改善作用。此外,本书发现,针对重工业的环境法规对 0—15 岁和 61 岁以上的个体有显著影响,与已有文献的发现保持一致;针对重工业的环境法规每天每人可减少医疗支出 371 元。根据计算,每家工厂的医疗支出节省额约为 10 万元,但这一效益远低于经济成本。

本书的结果有几个重要的现实意义。首先,评估空气污染对特定疾病和不同年龄组的健康影响可能有助于明确指导政府优化环境法规。其次,成本效益分析表明,重工业环境法规的实施通常伴随着高昂的经济成本,因此针对这些行业的环保法规应旨在鼓励提高效率或转向更清洁的能源。

第四章 新能源发展与煤炭消耗

中国的3060战略,即2030年碳排放达峰,2060年碳排放中和。碳中和的实现,需要3条技术方案的配合,第一是植物法固碳,即植树造林进行;第二是工业法固碳,例如将二氧化碳液化代替海水灌到油井进行石油开采,或将二氧化碳固化后将干冰回填到煤矿中,或将干冰用混凝土包裹沉入深海海底;第三是能源结构转换方案,即用新能源发电代替火电,包括风电、光伏电和核电等。中国新能源的发展,旨在减少煤炭燃烧,从而保障居民健康。

第一节 上网定价补贴与光伏发电

一、引言及背景

在全球能源格局中,能源短缺与环境污染难题愈发凸显,在此背景下,光伏发电等新能源发电模式成为全球瞩目的焦点。我国光伏发电产业虽起步相对迟缓,但踏入21世纪后,展现出迅猛的发展态势。然而,其发展之路并非坦途,面临诸多挑战。自然条件方面,光照时长、强度及地理地形等因素对光伏电站布局与发电效率制约显著;投资成本上,设备购置、安装维护及前期场地建设等投入高昂,资金回收周期漫长;技术创新领域,关键技术突破进展缓慢,致使发电效率提升、成本降低及稳定性增强等目标实现艰难。

为助力光伏新能源产业稳健前行,政府出台了一系列扶持政策。诸如可再生能源电价附加补助,从电价层面为光伏企业拓宽收益渠道;税收减免政策,减轻企业运营负担,释放资金活力用于技术研发和规模扩张;贷款优惠措施,降低企业融资门槛与成本,助力项目落地实施。尤为关键的是,自 2011 年起推行光伏上网电价补贴政策,且后续依据产业发展动态适时调整补贴电价标准。此政策对光伏新能源发展究竟产生何种影响、其内在作用机制如何,已然成为学界与业界共同聚焦的关键课题,亟待深入剖析探究,为产业持续优化升级提供坚实理论依据与实践指引。

二、实证分析

本书以 2011 年开始实施的上网电价补贴政策作为一项"准自然实验",基于 2005—2017 年的县级光伏数据,采用广义双重差分法评估上网电价补贴政策对光伏新能源发展的影响。

根据上网电价补贴政策的实施,本书构造基准回归广义 DID 模型进行实证分析,具体设定如下:

$$Y_{it} = \alpha + \beta \cdot FIT_{it} + \gamma X_{it} + \mu_i + \lambda_t + \varepsilon_{it} \tag{4-1}$$

$$FIT_{it} = Cd_i \times post_t \tag{4-2}$$

式中,下标 i 和 t 分别代表区县和年份。Y_{it} 为光伏新能源发展的代理变量,即光伏装机量和发电量。FIT_{it} 为本书的核心解释变量,当区县所处的时期 t 实施了相应上网电价补贴政策,$post$ 取值为 1,否则为 0;对于不同的区县 i,分别计算出其不同时期上网电价补贴水平 Cd,即与当地火电基准电价相比的上网电价补贴水平。系数 β 测度了上网电价补贴政策对于光伏新能源发展的影响效应。X_{it} 为控制变量,μ_i 为个体固定效应,λ_t 为年份固定效应,ε_{it} 为随机扰动项。

总体来说,在 2005—2017 年的样本期内,有 981 个县安装了光伏发电机组,其余县没有新能源发电能力。本书设定的所有变量名称、符号、含义和计算方法和变量的描述性统计分别如表 4-1 和表 4-2 所示。

表 4-3 报告了以光伏装机容量和发电量为被解释变量探究上网电价补贴政策对光伏发电行业发展影响的实证结果。由表 4-3 可知,(1)和(2)列为光伏装机容量的回归结果,(3)和(4)列为光伏发电量的回归结果。(1)和(3)列只考虑核心解释变量的回归结果。解释变量的系数在 1% 的显著水平下为正,这

说明相对补贴每增加 1 个单位,光伏装机容量增加 36.5%,光伏发电量增加 29%。在(2)和(4)列中,我们将国内生产总值、人口密度、全社会用电量和第二产业 GDP 占比的控制变量加入次要变量中,上网电价补贴政策系数均显著为正($p<0.01$),表明相对补贴每增加 1 个单位,光伏装机容量增长 32.3%,光伏发电量增长 25%。

表 4-1 变量定义

变量类型	变 量 名 称	变量符号	相 关 说 明
被解释变量	装机容量	Ic	发电场上安装的光伏机组的总容量,以千瓦为单位。
	发电量	Pgc	发电场在一定时间内产生的电能总量,以万千瓦时为单位。
解释变量	电价补贴政策时间虚拟变量	$post$	2005—2010 年 $post$ 为 0,2011—2017 年 $post$ 为 1。
	上网电价补贴水平	Cd	(资源区标杆上网电价—脱硫燃煤机组基准电价)/脱硫燃煤机组基准电价
	上网电价补贴政策变量	FIT	上网电价补贴水平与电价补贴政策时间虚拟变量的乘积。
	上网电价补贴额	bte	资源区标杆上网电价与发电量的乘积,以万元为单位。
控制变量	国内生产总值	GDP	以万元为单位。
	人口密度	Dop	以人/平方千米为单位。
	第二产业 GDP 占比	GDP_ratio_2	以%为单位。
其他变量	产能利用率	CUR	发电量/装机量
	总资产收益率	ROA	净利润/总资产
	企业规模	ASS	总资产
	企业经营规模	STU	员工人数
	政府补助	SUB	以万元为单位
	本年电力消费量	YEC	以千瓦时为单位
	营业成本	YOC	以万元为单位

表 4-2　变量描述性统计

变量名称	观测数	均值	标准差	最小值	最大值
装机量	12 745	0.050	0.153	0.000	1.000
发电量	12 745	0.042	0.145	0.000	1.000
FIT	12 750	0.444	0.415	0.000	1.000
上网电价补贴额	12 745	0.036	0.122	0.000	1.000
国内生产总值	11 579	0.143	0.178	0.000	1.000
人口密度	10 832	0.212	0.194	0.000	1.000
第二产业 GDP 占比	10 391	0.471	0.218	0.000	1.000
产能利用率	2 700	0.084	0.053	0.000	0.549
总资产收益率	551	0.000	0.117	−0.941	0.252
政府补助	297	0.024	0.096	0.000	1.000
企业经营规模	556	0.001	0.002	0.000	0.033
企业规模	557	0.081	0.096	0.000	1.000
本年电力消费量	429	0.008	0.058	0.000	1.000
营业成本	556	0.017	0.069	0.000	1.000

表 4-3　上网电价补贴对光伏发电行业发展的影响

变量名称	(1)	(2)	(3)	(4)
	装机量	装机量	发电量	发电量
FIT	0.365***	0.323***	0.290***	0.250***
	(0.055)	(0.051)	(0.048)	(0.048)
国内生产总值		0.006		−0.031
		(0.042)		(0.041)
人口密度		−0.055		−0.052
		(0.059)		(0.048)
第二产业 GDP 占比		0.046*		0.050*
		(0.025)		(0.026)
常数项	−0.112***	−0.104***	−0.087***	−0.078***
	(0.024)	(0.029)	(0.021)	(0.030)
个体固定效应	YES	YES	YES	YES
年份固定效应	YES	YES	YES	YES
样本量	12 745	9 781	12 745	9 781
R^2	0.475	0.497	0.422	0.446

注：回归系数括号内为聚类到城市层面的稳健标准误；*、**和***分别表示在10%、5%和1%的水平下显著。后续表格无注解，默认与此注解一致。

从整体来看,这些结果表明上网电价补贴显著提高了光伏发电的装机容量和发电量。上网电价补贴政策的实施刺激了新能源参与者的投资、降低了光伏项目的投资成本、提高了光伏发电收益、稳定了市场预期,从而推动了各区县光伏装机量和发电量的增长,为光伏发电行业的发展带来了正向影响。

DID估计的有效性基于平行趋势假设:无FIT补贴政策时,处理组与对照组的装机容量和发电量趋势相同。如果违反此假设,两组之间的差异可能无法归因于FIT政策,从而可能导致有偏差的估计。此外,现实中政府实施的政策往往存在异质性处理效应,即政策在不同的时间段中往往表现出差异化的影响效果。为此,本书参考Sun等(2020)的经验,采用事件研究法观测上网电价补贴政策冲击随时间的动态效应,考察光伏发电装机量和发电量在上网电价补贴政策实施前后的年度变化趋势(图4-1),并识别上网电价补贴政策效应的异质性。回归方程如式(4-3)所示:

$$Y_{it} = k_0 + \sum_{\gamma=-6, \gamma \neq -1}^{6} k_1^\gamma FIT_{it}^\gamma + k_2 X_{it} + \mu_i + \lambda_t + \varepsilon_{it} \quad (4-3)$$

式中,Y_{it}为光伏装机量和发电量,FIT_{it}^γ为虚拟变量的集合,γ政策的相对处理时期,$\gamma<0$表示各区县受上网电价补贴影响前的第γ年,$\gamma \geq 0$则表示上网电价补贴实施后的第γ年($\gamma=0$即为政策实施当年),此处参考Freyaldenhoven等

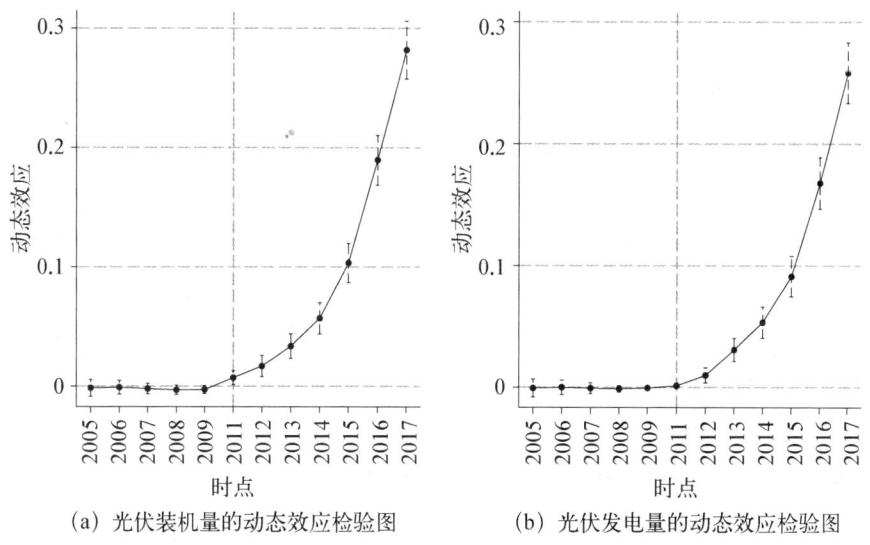

(a) 光伏装机量的动态效应检验图　　(b) 光伏发电量的动态效应检验图

图4-1　光伏装机量和发电量的动态效应

(2021)的做法,选择政策发生的前一期($\gamma=-1$)为基期。其余变量设置均与公式(2)相同。如果$K_1^{-6}\sim K_1^6$的系数不显著,则视为满足平行趋势假设。

以上结果表明基准回归模型的平行趋势假设是有效的,光伏发电装机容量和发电量的增加确实是由上网电价补贴政策引起的。

通过前面的实证分析可以得知,上网电价补贴政策能够显著增加光伏行业装机量以及发电量,促进光伏行业发展,那么上网电价补贴政策究竟是怎样对光伏行业装机量产生影响的?中间的作用机制是怎样的?从之前对相关机制的剖析可知,上网电价补贴政策能够增强光伏企业的盈利能力,进而推动光伏行业规模扩大。接下来,将以此为基础展开实证分析。

为验证上网电价补贴政策对光伏企业盈利能力的影响,本书选取2007—2016年251家光伏企业作为研究对象,参考余明桂(2010)、顾元媛(2012)、王茵等(2016)等文献做法,以总资产收益率ROA(净利润/总资产)为被解释变量,上网电价补贴政策FIT为解释变量,以企业资产规模ASS(总资产)、企业经营规模STU(员工人数)、政府补助SUB、本年电力消费量YEC和营业成本YOC为控制变量,并对数据进行归一化处理,通过F检验和Hausman检验最终选择固定效应模型,构建模型如下:

$$ROA_{it}=\alpha+\beta\cdot FIT_{it}+\gamma X_{it}+\mu_i+\lambda_t+\varepsilon_{it} \qquad (4-4)$$

式中,ROA_{it}表示第i家光伏企业第t年的资产收益率,FIT_{it}表示第i家光伏企业第t年上网电价补贴水平,X_{it}为第i家光伏企业第t年的各类控制变量,μ_i为个体固定效应,λ_t为时间固定效应,ε_{it}为扰动项。

由表4-4可知,FIT的系数均在10%的水平上显著为正,这表明上网电价补贴与光伏企业盈利能力呈正相关,且较为显著。由第(2)列可知,相对补贴每增加1个单位,企业资产收益率增加29%。上网电价补贴政策可以为企业提供资金支持,缓解企业在运营和扩张过程中的资金压力,同时可以激励企业加大研发投入,推动技术创新和升级,降低生产成本,从而增强企业的市场竞争力。政府补助对光伏企业的盈利能力的影响显著为正。政府补助有助于提升市场对光伏行业的认可度,光伏企业的产品更容易获得消费者的青睐,从而提升企业的盈利能力。本年电力消费量的增加会提升光伏企业的盈利能力,一方面,电力消费量的增长意味着社会对电力的需求的增长,激发了光伏发电项目的投资热情,促进了光伏发电项目的投资和建设,进而提升其盈利能力。此外,随着电力消费量的增加,光伏发电项目产生的电力能够更充分地被利用,这减少了电力浪费和损失,提升了光伏发电的利用率和经济效益。然而,企业资产规模、经营规模和营业成本对盈利能力没有产生显著影响。

表 4-4 机制分析:基于企业盈利能力

变量名称	资产收益率	
FIT	0.326***	0.290*
	(0.096)	(0.170)
政府补助		0.076**
		(0.029)
企业经营规模		31.240
		(28.846)
企业资产规模		0.209
		(0.287)
本年电力消费量		0.360**
		(0.161)
营业成本		−1.026
		(0.712)
常数项	−0.275***	−0.268*
	(0.081)	(0.138)
个体固定效应	YES	YES
年份固定效应	YES	YES
观测值	453	102
R^2	0.463	0.455

但是,上网电价补贴的固定性质导致其缺乏灵活性,无法根据市场情况及时有效调整补贴政策可能导致对市场参与者的过度激励,引发过度投资,进而导致产能过剩和效率低下。此外,输电限制,特别是光伏丰富地区与需求中心之间糟糕的输电基础设施,可能会阻碍可再生能源与电网的有效整合。这些限制,以及可再生能源的间歇性,限制了装机容量的充分利用。因此,过度投资导致的产能过剩和输电与自然限制导致的利用不足,可能会降低风能和光伏发电设备的产能利用率。

为了验证这一判断,本书利用各县的光伏发电量与装机容量的比率来衡量光伏能源设备的产能利用率。然后检验 FIT 补贴对产能利用率的影响,回归结果如表 4-5 所示。结果表明,FIT 补贴确实降低了光伏发电的产能利用率。

表 4-5 机制分析：基于产能利用率

变量名称	产能利用率	
FIT	−0.053***	−0.048***
	(0.014)	(0.017)
国内生产总值		0.380***
		(0.035)
人口密度		−0.091**
		(0.036)
第二产业 GDP 占比		−0.121***
		(0.018)
常数项	0.132***	0.124***
	(0.011)	(0.018)
个体固定效应	YES	YES
年份固定效应	YES	YES
样本量	2 444	1 627
R^2	0.277	0.291

三、结论

本书得到以下结论：

第一,上网电价补贴政策显著增加了光伏新能源的装机量和发电量,对光伏发电行业发展确实产生了正向影响,具体来说,FIT 相对补贴每增加 1 个单位,光伏装机容量增长 32.3%,发电量增长 25%。在进行动态效应检验、替换解释变量、更换模型方法等稳健性检验后,上述结论依然保持稳健。

第二,机制分析表明,上网电价补贴政策可以通过提升光伏发电企业的盈利能力促进企业规模发展。光伏发电企业盈利能力的提升将增强投资者信心,激励市场参与者投资光伏,同时企业能够投入更多资金用于改善设施设备、研发创新等,进而拓展市场份额并推动光伏新能源规模增长。但是,上网电价补贴政策的刚性可能使市场参与者过度投资,导致短期内产能急剧膨胀。此外,农村地区输电线路等公共基础设施不足,加之自然条件的不可预估性,制约了可再生能源设备的有效运行,进而导致光伏发电行业产能利用率较低。

第二节 输电网络与新能源发电

一、引言及背景

在全球能源加速转型的大趋势下,新能源无疑是构建可持续能源体系的核心动力源。然而,电力供需实时平衡的难题始终如影随形。风电和光伏发电高度依赖自然条件,其固有的间歇性与不稳定性对电力系统的稳定性、电能质量以及资源配置效率构成了严峻挑战。这致使电力供应难以持续稳定,电能质量参差不齐,资源分配失衡,严重阻碍了新能源在能源体系中进一步拓展的步伐。

在全球能源格局深度变革、向可持续发展加速转型的关键进程中,输电网络的覆盖密度成为新能源发电产业发展的核心要素。电站与电网间的距离直接影响着电厂成本,在储能技术突破缓慢的当下,尽管电力调度可在一定程度上缓解新能源发电的间歇性困扰,但区域电网接纳新能源发电的比例存在难以突破的上限。唯有构建强大且广泛覆盖的电网架构与拓展广阔的电力市场体系,才能够拓宽新能源电力的消纳边界,提升并网规模及其与市场的融合深度,进而稳固新能源电力产业发展的根基,促进能源转型。

在碳价波动频仍的市场环境下,输电网络与可再生能源投资及碳排放间存在复杂且紧密的关联,其影响深远而多面。一方面,合理规划与优化的输电网络能充任可再生能源投资增长的关键催化剂,借由拓展电力传输广度与深度,强化市场互联互通性,为可再生能源投资营造优渥环境,进而驱动其蓬勃发展;另一方面,不当或滞后的输电网络布局在特定情形下则可能成为投资增长的阻碍因素,致使能源投资与环境效益的动态平衡发生偏移,阻碍行业绿色进程。

二、实证分析

本书基于2005—2017年的县级光伏数据,利用特高压输电工程作为准自然试验,采用双重差分法考察评估输电网络对新能源电力所产生的影响效力。我们采用以下模型:

$$Y_{it} = \alpha + \beta Treat_{it} \times Tran_{it} + \gamma Control_{it} + \delta_i + \theta_t + \varepsilon_{it} \qquad (4-5)$$

式中,i 代表县,t 代表年份。Y 为被解释变量,包括新能源装机容量与发电量的对数形式,以及产能利用率的绝对值。$Tran$ 是代表是否开通特高压输电工程的虚拟变量。$Control$ 是表示控制变量的向量,其中包括各县人口与国内生产总值 GDP。δ 表示县级固定效应;θ 是年份固定效应;ε 表示误差项,代表模型未捕获的其他因素。标准误差聚类在县级层面。

特高压输电工程扮演着连接电力供给地与消费地的关键角色。通过梳理 2005—2017 年间各地开通的特高压输电工程,我们构建了各县对应的虚拟变量,以此精准衡量输电网络覆盖情况。在此期间,统计显示共有 611 个县配置了风力发电设备,975 个县设立了光伏发电设备,剩余县尚未涉足新能源发电领域。具体的统计数据见描述性统计表(表 4-6)。

表 4-6 描述性统计表

Variable	Unit	Observations	Mean	S. D.	Min	Max
County level variables						
installed capacity						
-Hydropower	kW	8 348	245 952.9	1 003 097	0	25 260 000
-Wind	kW	7 323	91 445.43	295 463.2	0	6 676 000
-PV	kW	11 687	19 546.35	88 196.56	0	2 340 000
power generation						
-Hydropower	kWh	8 348	81 617.69	427 501.2	0	11 700 000
-Wind	kWh	7 323	15 181.85	45 470.24	0	988 896
-PV	kWh	11 687	1 367.026	6 630.97	0	186 812
Utilization rate						
-Hydropower	—	8 329	0.32	0.14	0	0.97
-Wind	—	3 071	0.16	0.06	0	0.60
-PV	—	2 486	0.06	0.04	0	0.54
Explanatory variable						
-Wind	—	14 952	1.35	1.39	0	4.04
-PV	—	14 952	1.00	0.87	0	2.34
Other variables						
GDP	10^3 RMB	13 510	1 572 927	2 646 200	13 479	9.27e+07
Secondary GDP	10^3 RMB	13 601	796 170.1	1 573 705	1 640	5.83e+07

从能源地理布局审视,我国新能源资源多集中于西北与华北地区,而经济核心区域主要位于东部沿海地带,新能源电力供需存在显著的地域失衡。鉴于电力存储技术尚在发展进程中,电力输送网络成为衔接新能源发电与消费的关键环节,对于推动新能源电力产业发展、优化能源配置意义深远。本章着重探究输电网络建设能否与 FIT 政策协同配合,形成互补效应。

(1) 特高压工程与水力发电

我们首先利用中国特高压输电工程的准自然试验检验,评估其对水力发电的影响,结果见表 4-7。其中列(1)—(3)是特高压对水力发电的影响,可以看到特高压输电工程可以显著提高水力发电量,提高水力发电的产能利用率。列(4)—(6)是检验特高压对碳排放权交易试点政策的作用。在特高压覆盖区域,ETS 政策对水力发电量及产能利用率的正向推动作用显著增强,表明特高压输电工程可强化 ETS 对水力发电的促进作用,实现政策协同增效。

表 4-7 特高压与水力发电

Variables	水力发电			水力发电		
	(1) 装机容量	(2) 发电量	(3) 产能利用率	(4) 装机容量	(5) 发电量	(6) 产能利用率
ETS				0.011 9 (0.044 7)	0.124** (0.055 3)	0.059 0*** (0.007 37)
ETS×特高压				2.136*** (0.505)	2.500*** (0.560)	0.332*** (0.019 1)
特高压	0.864 (0.563)	0.979* (0.584)	0.131*** (0.048 2)			
Control	Y	Y	Y	Y	Y	Y
County FE	Y	Y	Y	Y	Y	Y
YEAR FE	Y	Y	Y	Y	Y	Y
Observations	8 344	8 233	8 344	8 344	8 233	8 344
R-squared	0.910	0.873	0.610	0.910	0.874	0.619

(2) 特高压工程与光伏发电

其次,我们检验特高压输电工程对光伏发电的影响,结果见表 4-8。其中列

(1)—(3)是特高压对光伏发电的影响,可以看到特高压输电工程可以显著提高光伏电力的装机容量与发电量,提高光伏电力的产能利用率,推动光伏发电产业规模扩张与效率提升。列(4)—(6)是检验特高压对碳排放权交易试点政策的作用。可以看到在开通特高压输电工程的地区,ETS 政策显著提升光伏装机容量与发电量,证实特高压工程能放大 ETS 政策效果。这意味着,通过连接电力供给与需求端,特高压可以放大 ETS 对光伏发电的作用。

表 4-8 特高压与光伏发电

Variables	光伏发电			光伏发电		
	(1) 装机容量	(2) 发电量	(3) 产能利用率	(4) 装机容量	(5) 发电量	(6) 产能利用率
FIT solar				1.622*** (0.254)	1.372*** (0.199)	0.015 3 (0.027 1)
FIT×特高压				1.399** (0.558)	0.812** (0.378)	0.044 2** (0.018 4)
特高压	1.612* (0.978)	1.293* (0.777)	0.069 9* (0.041 0)			
Control	Y	Y	Y	Y	Y	Y
COUNTY FE	Y	Y	Y	Y	Y	Y
YEAR FE	Y	Y	Y	Y	Y	Y
Observations	17 650	17 650	2 292	17 650	17 650	2 292
R-squared	0.608	0.605	0.620	0.614	0.613	0.652

(3) 特高压工程与风力发电

最后,我们检验特高压输电工程对风力发电的影响,结果见表 4-9。其中列(1)—(3)是特高压对风力发电的影响,可以看到特高压输电工程可以显著提高风力发电的装机容量与发电量,提高风力发电的产能利用率。列(4)—(6)是检验特高压对碳排放权交易试点政策的作用。可以看到在开通特高压输电工程的地区,ETS 政策有力推动风力发电装机与发电量增长,强化特高压工程对 ETS 政策效果的放大作用,凸显协同提升风力发电产业竞争力的意义。这意味着,通过连接电力供给与需求端,特高压可以放大 ETS 对风力发电的作用。

表 4-9 特高压与风力发电

Variables	风力发电			风力发电		
	(1) 装机容量	(2) 发电量	(3) 产能利用率	(4) 装机容量	(5) 发电量	(6) 产能利用率
FIT wind				1.377*** (0.393)	1.209*** (0.330)	0.026 4 (0.031 3)
FIT×特高压				1.189*** (0.456)	1.035*** (0.367)	0.048 2** (0.023 0)
特高压	2.187** (0.958)	1.897** (0.775)	0.072 1*** (0.027 5)			
Control	Y	Y	Y	Y	Y	Y
COUNTY FE	Y	Y	Y	Y	Y	Y
YEAR FE	Y	Y	Y	Y	Y	Y
Observations	17 650	17 650	3 140	17 650	17 650	3 140
R-squared	0.776	0.773	0.467	0.777	0.775	0.528

三、结论

综上所述,单纯依靠碳排放权交易政策与上网电价补贴政策并不能达到最优的新能源电力行业发展效果。在水力资源丰富的地区,ETS 与上网电价补贴政策结合才能有效促进光伏与风力发电的发展;而在新能源资源丰富的地区,虽然 ETS 单独实施也能促进光伏与风力发电的发展,但结合上网电价补贴政策能取得更好的效果;在水力与新能源资源均丰富的地区,ETS 与上网电价补贴政策的结合同样能更有效地推动新能源电力行业的发展。

从清洁能源电力的整体角度来看,水力发电作为清洁能源的一种,并不一定需要 ETS 与上网电价补贴政策的结合。在水力资源丰富的地区,仅需实施 ETS 即可将煤炭发电的份额由水力发电替代;在新能源资源丰富的地区,仅实施上网电价补贴政策即可促进光伏与风力电力的发展;而在水力与新能源资源均丰富的地区,ETS 与上网电价补贴政策的结合则能同时促进水力发电与光伏、风力发电的发展。

此外,鉴于特高压输电工程在促进水力、光伏与风力发电方面的显著作用,为了更有效地发挥 ETS 与上网电价补贴政策的效果,应加大输电网络的建设力度,以更好地连接清洁能源电力的供给端与需求端,从而更有效地推动新能源电力行业的发展。

本章还探讨了输电网络在连接新能源发电地区与消费地区、促进新能源电力行业发展方面的作用。特高压输电工程能够显著提高水力、光伏和风力发电的装机容量、发电量及产能利用率,并放大 ETS 对新能源发电的正面影响。这表明,输电网络在推动新能源电力发展方面具有重要作用,与上网电价补贴政策形成互补效应。输电网络作为连接可再生能源发电端与消费端的关键纽带,其建设和完善对于实现全国范围内的能源优化配置具有重要意义。政策应高度重视输电网络基础设施建设,特别是在可再生能源资源与需求中心不匹配的地区,要加快特高压输电、智能电网等先进技术的应用,提升输电能力和效率,减少能源损耗,确保可再生能源电力能够高效、稳定地输送到需求侧。

通过交互效应模型,本章评估了输电网络对新能源电力产生的异质性影响及其加强作用。此外,还探讨了输电网络在连接新能源发电地区与消费地区、促进新能源电力行业发展方面的作用。特高压输电工程能够显著提高水力、光伏和风力发电的装机容量、发电量及产能利用率,并放大 ETS 对新能源发电的正面影响。这表明,输电网络在推动新能源电力发展方面具有重要作用,与 ETS 和上网电价补贴政策形成互补效应。

优化新能源电力并网及输电基础设施布局至关重要。农村地区输电设施短板制约新能源电力高效利用。应强化政策扶持与资金投入,重点提升风能、光伏资源丰富但电力需求较弱的偏远地区的并网及输电基础设施水平,提升可再生能源产能利用率,激活农村能源转型新动力,推动新能源电力产业均衡、高效发展,构建清洁低碳、安全高效的现代能源体系。

第三节 新能源发电与煤炭消耗

一、引言及背景

在中国能源体系的演进历程中,煤炭作为一种关键的非可再生资源,其资源格局呈现出总量颇为可观但人均占有量相对不足的显著特征。煤炭因其储量丰厚而构筑起了坚实的供应基础,并且具备相对稳定可靠的供应能力,故而在中国能源消费总量里一直占据着主导地位,其占比持续超过 55%。特别是在电力行业这一能源消耗的核心领域,煤炭的依赖程度更是高达60%以上。在2000年之前,煤炭资源无疑是中国经济发展的强劲引擎,为中国工业化进程和持续稳健的经济增长提供了不可或缺的能量支撑。

然而,这种过度依赖煤炭的能源结构所潜藏的弊端逐渐浮出水面并日益凸显。一方面,煤炭燃烧所释放出的大量污染物,如二氧化硫、氮氧化物和颗粒物等,给环境带来了沉重的负担,导致了诸如雾霾、酸雨等一系列严峻的环境问题,对生态环境的平衡以及民众的身体健康造成了极大的危害;另一方面,煤炭资源的不可再生性决定了其储量的有限性,长期高度依赖煤炭必然会使中国面临能源短缺的严峻挑战,能源安全的不确定性显著增加。

面对这一形势,在能源结构转型的关键历史节点上,"十四五"规划应运而生并精准锚定了未来能源发展的新航向。规划明确提出了极具挑战性和前瞻性的战略目标:至2030年,非化石能源在一次能源消费结构中的占比应稳步攀升至25%。在这一战略目标的有力引领和政策驱动下,中国新能源产业迎来了发展的黄金时期,呈现出蓬勃发展的强劲势头。截至2023年末,中国风电、光伏发电累计装机容量分别达到了4.41亿千瓦和6.09亿千瓦的高位水平,在全球新能源总装机量中成功占据了四成之多,彰显出中国在全球新能源领域的卓越成就和强大影响力。

正是在全球对可持续发展高度关注并积极践行的大背景下,新能源已然崛起并成为推动能源结构转型以及环境治理的核心力量与关键引擎。其中,风能与光伏作为新能源的主要代表形式,其快速发展对传统煤炭消耗模式,尤其是电力行业对煤炭资源的需求产生了意义深远且全方位的深刻影响。

二、实证分析

鉴于此,本书基于2005—2017年中国县级层面的新能源发电量与电力行业煤炭消耗相关数据,运用面板数据回归模型,深入系统地实证分析新能源发展对电力煤炭消耗所产生的替代效应,从而为中国能源结构的深度优化调整以及绿色可持续发展路径的探索提供理论依据与数据支撑。

本书选取了2005—2017年690个区县的新能源发电和发电煤耗量数据构建面板数据集,最终得到690个区县的样本数据,总计8 043个观测值。本节对实证部分的主要变量进行了详细的描述性统计分析,结果如表4-10所示。

表 4-10 变量描述性统计

变量名	符号	观测数	均值	标准差	最小值	中位数	最大值
被解释变量							
发电煤耗量	lcoal	8 043	11.77	4.494	0.00	13.08	17.50
解释变量							
新能源发电量	lrenew_electric	8 043	1.74	3.637	0.00	0.00	12.82
控制变量							
人均GDP	lagdp	8 043	10.33	0.792	7.87	10.34	14.09
工业用电量	lindu_elec	8 043	11.27	1.302	0.00	11.23	15.01
装机量	lcapacity_all	8 043	12.47	1.788	0.00	12.78	16.95
出口比重	rate_ex	8 043	0.02	0.094	0.00	0.01	2.84
工业增加值	lindustry_value	8 043	12.99	1.301	6.52	13.08	17.98
固定资产投资	linvest	8 043	13.67	1.111	9.39	13.77	17.87
税收	ltax	8 043	11.31	1.110	3.50	10.92	15.58
从业人员	lnum_in	8 043	10.42	0.746	7.69	10.16	13.98
利用外资金额	lforeign_capital	8 043	7.81	1.334	0.00	7.61	14.59
其他变量							
环境规制测度	ERI_s	8 043	0.92	0.410	0.00	0.87	8.94
煤炭发电量	lcoal_electric	8 043	10.77	3.315	0.00	11.46	16.06
化石能源发电量	lfossil_electric	8 043	11.23	2.589	0.00	11.67	16.06
煤炭发电占比	r_coal_ele	8 043	0.84	0.305	0.00	1.00	1.00
风能发电量	lwind_electric	8 043	1.27	3.285	0.00	0.00	12.77
光伏发电量	lsolar_electric	8 043	0.73	2.329	0.00	0.00	12.12
新能源发电占比	r_rene_ele	8 043	0.05	0.187	0.00	0.00	4.01
风能发电占比	r_wind_ele	8 043	0.05	0.176	0.00	0.00	4.01
光伏发电占比	r_solar_ele	8 043	0.01	0.060	0.00	0.00	1.00
氮氧化物排放	lNO_x	8 043	7.58	1.120	0.69	7.29	19.45

本书的基准回归使用的是 OLS(固定效应面板回归)模型来评估新能源发电对地区发电煤炭消耗的影响,具体实证模型设定如下:

$$Y_{it} = \alpha + \beta X_{it} + \gamma Control_{it} + \delta_i + \theta_t + \varepsilon_{it} \qquad (4-6)$$

式中,i 表示第 i 个县,t 表示年份。Y_{it} 代表被解释变量,在基准回归分析中表示地区的煤炭消耗量,在稳健性检验替换被解释变量时表示煤炭发电量、化石能源发电量、煤炭发电量占总发电量的比重。X_{it}是核心解释变量,在基准回归分析中表示新能源发电量,在稳健性检验替换解释变量时表示新能源发电量占总发电量的比重,在异质性检验时表示风能、光伏发电量、风能发电量占总发电量的比重和光伏发电量占总发电量的比重。本书重点关注的政策估计效果即为β。$Control_{it}$代表一系列控制变量,包括:人均GDP、工业用电量(全社会用电量减去城乡居民生活用电量)、总装机量、出口占GDP的比重、工业增加值、全社会固定资产投资、各项税收、年末单位从业人员、实际利用外资金额。α为常数项,δ_i和θ_t分别表示个体固定效应和年份固定效应。ε_{it}为误差项,包含了模型无法控制的其他因素。

基准回归结果如表4-11所示。模型中均控制了时间和个体固定效应,并对标准误进行了区县聚类调整,针对样本期内存在新能源发电量的地区所有年份进行回归。结果显示:其中列(1)报告了未加入控制变量的样本回归结果,回归系数为-0.0536,在10%显著性水平上显著为负。这意味着新能源发电量每增加1%,发电煤炭消耗量会降低0.0536%,这表明样本期内,新能源发电量的增加显著减少了发电过程中的煤炭消耗量,对环境绩效产生积极影响。列(2)进一步扩展了模型,加入了县级层面的控制变量,同时采用稳健标准误估计。结果显示核心解释变量新能源发电量的系数显著为-0.1440,在1%的显著性水平上显著为负,且系数绝对值较列(1)有所增大。这表明在加入县级控制变量后,新能源发电对煤炭消耗量的抑制作用更加显著。

表4-11 基准回归结果

	(1) 煤炭消耗量	(2) 煤炭消耗量
lrenew_electric	-0.0536*	-0.1440***
	(-1.7822)	(-4.7378)
控制变量	否	是
时间固定效应	是	是
区县固定效应	是	是
观测数	4 410	4 410
Adj. R^2	0.6143	0.6754

注:*、**、***分别表示10%、5%、1%的显著性水平;括号中为标准误。

为了评估新能源发电对煤炭消耗的影响,考虑到可能存在的固定效应模型估计偏误,我们采用了一种创新性的研究思路。由于新能源在技术市场层面存在失灵现象,在缺乏外部强力干预的情况下,其难以自发地在市场中崭露头角。而某一地方出现新能源技术通常表明当地政府施行了较强的扶持举措。故而我们将新能源在各地方的引入视作一种特殊的"冲击",并把它作为一项政策因素来考量。

基于这一独特视角,为了精准地衡量新能源发电对煤炭消耗的影响效应,我们充分利用全样本数据构建多时点双重差分(DID)模型。这种模型构建方式能够有效地控制诸多干扰因素,在一定程度上规避因固定效应导致的估计偏差。通过该模型,我们期望能够清晰地揭示新能源发电在不同地区、不同时间节点上对煤炭消耗的真实作用路径,为能源结构调整、政策制定以及可持续能源发展战略提供坚实可靠的理论依据与实证支撑,具体实证模型设定如下:

$$Y_{it} = \alpha + \beta Treat_{it} + \gamma Control_{it} + \delta_i + \theta_t + \varepsilon_{it} \quad (4-7)$$

在此,$Treat_{it}$作为解释变量,是个体维度与时间维度的交互项。它用于判断某县在当年是否存在新能源发电量,具体而言,若 Treat=1,表明该县当年存在新能源发电量;Treat=0,则意味着该县当年不存在新能源发电量。而本书重点关注的政策估计效果,便是 β。

DID 回归模型的对比主要体现在两个层面。其一,是处理组与对照组的对比。处理组由在样本年份内受新能源发电影响的县构成;对照组则由在样本考察期间内未受新能源发电影响的县构成。其二,是处理年份与非处理年份的比较。处理年份是指确实受到新能源发电影响的年份;非处理年份指的是即便该县存在新能源发电,但并未实际受到其影响的年份。需补充说明的是,本模型的设定在一定程度上规避了反向因果可能引发的内生性问题。DID 回归模型的设定思路为:新能源发电降低煤炭发电的占比,从而影响发电行业煤炭的消耗量。

含有控制变量的多时点 DID 和多时点 PSM-DID 回归的结果如表 4-12 所示,模型中均加入了县级层面的控制变量,同时均采用稳健标准误。其中列(1)DID 回归和列(2)PSM-DID 回归中的核心解释变量为新能源发电处理组和时点的交乘项,核心解释变量系数的显著性和大小比较稳定。总体来看,将新能源发电作为政策冲击,研究其对发电煤炭消耗量的影响,核心解释变量的系数回归结果说明 DID 和 PSM-DID 的结果相近且均在 1% 的水平上负向显著,新能源发电这一政策冲击,可以验证假设 1,即新能源发电在县级层面显著降低了煤炭发电消耗量。

表 4-12　新能源发电对煤炭消耗量含有控制变量的回归结果

	(1) DID	(2) PSM-DID
$Treat$	−0.7649***	−0.7685***
	(−3.4609)	(−3.4668)
$lcapacity\_all$	1.4632***	1.4640***
	(11.1257)	(11.1233)
$lindu\_exec$	−0.0874	−0.0883
	(−1.3512)	(−1.3638)
$lagdp$	0.1973	0.1974
	(0.7813)	(0.7814)
$linvest$	−0.4675***	−0.4682***
	(−2.8431)	(−2.8474)
$lindustry\_value$	0.1134	0.1096
	(0.5609)	(0.5416)
$lnum\_in$	0.4934**	0.4914**
	(2.1719)	(2.1628)
$rate\_ex$	−0.4023	−0.4422
	(−0.5584)	(−0.5148)
$ltax$	0.1938	0.2105
	(1.1491)	(1.2086)
$lforeign\_capital$	0.0388	0.0380
	(0.3615)	(0.3538)
$\_cons$	−10.0997**	−10.2007**
	(−2.1180)	(−2.1346)
时间固定效应	是	是
区县固定效应	是	是
Adj. R^2	0.6651	0.6655

注:*、**、*** 分别表示 10%、5%、1% 的显著性水平;括号中为标准误。

图 4-2 呈现的是区县煤炭消耗的动态效应检验结果。图中,垂直于水平轴的带盖短直线,代表各期数与处理组虚拟变量的交乘项回归系数的 95% 置信区间。

观察此平行趋势检验图(图 4-2)可以发现,在新能源发电政策实施前,Treat 的系数都不显著。这表明在实验开始前,实验组和对照组不存在显著差异,即平行趋势假定成立,两组间不存在事前的趋势差异。在新能源发电政策实施的第一年,Treat 的系数显著为负。这意味着新能源发电对煤炭消耗的抑制作用在当年就已显现,不存在时间上的滞后效应。综合来看,多时点 DID 模型所要求的平行趋势假设前提是得到满足的。区县发电煤炭消耗量的下降的确是新能源发电引起的,且会及时产生负向影响。

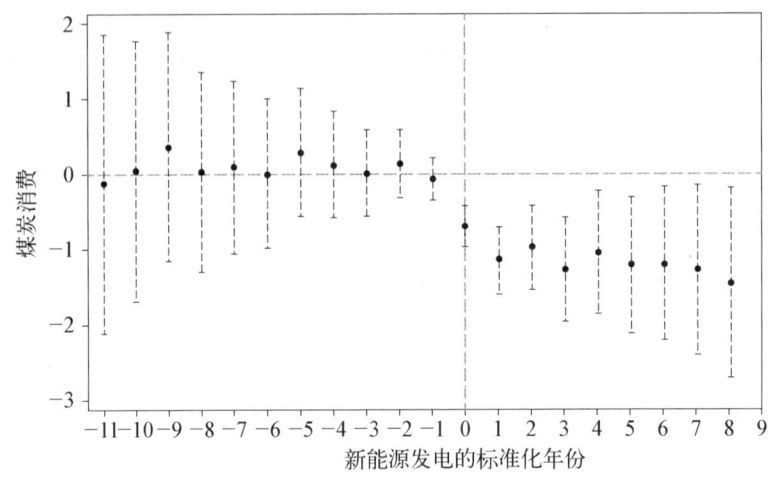

图 4-2 煤炭消耗与新能源发电的动态效应

根据表 4-11 的回归结果所示,采用 OLS 回归结果的核心解释变量的系数为 -0.1440,其清晰地表明了新能源电力与电力行业煤炭消耗之间存在显著的负相关关系,即新能源电力的增长能够有效抑制煤炭消耗。这一系数所蕴含的经济意义重大,每当新能源发电量每增加一个单位,煤炭消耗量就会相应减少 0.144 0 个单位。通过进一步的计算可以发现,若要达成电力行业无煤消耗这一极具挑战性的目标,新能源发电量需要实现高达 6.95 倍的增长幅度。这意味着在未来的能源转型进程中,新能源电力的发展规模和速度必须达到一个前所未有的高度,这不仅需要在发电技术、储能技术等方面取得重大突破以提高新能源电力的稳定性和可靠性,还需要大规模的基础设施建设以及完善的市场机制和政策支持来推动新能源电力的广泛应用。

参考文献

[1] ADHVARYU A, MOLINA T, NYSHADHAM A, et al. The health costs of dirty energy: evidence from the capacity market in Colombia[J]. Journal of Development Economics, 2023, 164: 103116.

[2] ALLAIRE M, BROWN S. The green paradox of U. S. biofuel subsidies: impact on greenhouse gas emissions[J]. Economics of Energy & Environmental Policy, 2015, 4(2): 83-102.

[3] ARCEO E, HANNA R, OLIVA P. Does the effect of pollution on infant mortality differ between developing and developed countries? Evidence from Mexico City[J]. The Economic Journal, 2016, 126(591): 257-280.

[4] BARRECA A I, NEIDELL M, SANDERS N J. Long-run pollution exposure and mortality: evidence from the Acid Rain Program[J]. Journal of Public Economics, 2021, 200: 104440.

[5] BEACH B, HANLON W W. Coal smoke and mortality in an early industrial economy (Article) [J]. The Economic Journal, 2018, 128(615): 2652-2675.

[6] BEATTY T K M, SHIMSHACK J P. Air pollution and children's respiratory health: a cohort analysis (Article) [J]. Journal of Environmental Economics and Management, 2014, 67(1): 39-57.

[7] BEIRLE S, BOERSMA K F, PLATT U, et al. Megacity emissions and lifetimes of nitrogen oxides probed from space[J]. Science, 2011, 333(6050): 1737-1739.

[8] BIRD L, BOLINGER M, GAGLIANO T, et al. Policies and market factors driving wind power development in the United States[J]. Energy Policy, 2003,

33(11): 1397-1407.

[9] BLUNDELL W, KOKOZA A. Natural gas flaring, respiratory health, and distributional effects[J]. Journal of Public Economics, 2022, 208: 104601.

[10] BOLDO E, MEDINA S, LE TERTRE A, et al. Apheis: Health impact assessment of long-term exposure to PM (2.5) in 23 European cities[J]. European Journal of Epidemiology, 2006, 21: 449-458.

[11] CESUR R, TEKIN E, ULKER A. Air pollution and infant mortality: evidence from the expansion of natural gas infrastructure[J]. The Economic Journal, 2017, 127(600): 330-362.

[12] CHAY K Y, GREENSTONE M. The impact of air pollution on infant mortality: evidence from geographic variation in pollution shocks induced by a recession [J]. The Quarterly Journal of Economics, 2003, 118(3): 1121-1167.

[13] CHEN S, LI Y R, SHI G, et al. Gone with the wind? Emissions of neighboring coal-fired power plants and local public health in China[J]. China Economic Review, 2021, 69: 101660.

[14] CHEN S, LI Y R, YAO Q. The health costs of the industrial leap forward in China: evidence from the sulfur dioxide emissions of coal-fired power stations [J]. China Economic Review, 2018, 49: 68-83.

[15] CHEN Y Y, EBENSTEIN A, GREENSTONE M, et al. Evidence on the impact of sustained exposure to air pollution on life expectancy from China's Huai River policy[J]. Proceedings of the National Academy of Sciences of the United States of America, 2013, 110(32): 12936-12941.

[16] CHU Y, HOLLADAY J S, QIU Y, et al. Air pollution and mortality impacts of coal mining: evidence from coalmine accidents in China [J]. Journal of Environmental Economics and Management, 2023, 121: 102846.

[17] CLAY K, LEWIS J, SEVERNINI E. Canary in a coal mine: infant mortality, property values, and tradeoffs associated with mid-20th century air pollution [R]. National Bureau of Economic Research, 2016.

[18] CURRIE J, DAVIS L, GREENSTONE M, et al. Environmental health risks and housing values: evidence from 1,600 toxic plant openings and closings[J]. American Economic Review, 2015, 105(2): 678-709.

[19] CURRIE J, NEIDELL M, SCHMIEDER J F. Air pollution and infant health: lessons from New Jersey[J]. Journal of Health Economics, 2009, 28(3): 688-703.

[20] DEDOUSSI I C, EASTHAM S D, MONIER E, et al. Premature mortality related to United States cross-state air pollution[J]. Nature, 2020, 578(7794): 261-265.

[21] DE GORTER H, DRABIK D. Components of carbon leakage in the fuel market due to biofuel policies[J]. Biofuels, 2011, 2(2): 119-121.

[22] DERYUGINA T, HEUTEL G, MILLER N H, et al. The mortality and medical costs of air pollution: evidence from changes in wind direction[J]. American Economic Review, 2019, 109(12): 4178-4219.

[23] DO Q T, JOSHI S, STOLPER S. Can environmental policy reduce infant mortality? evidence from the Ganga Pollution Cases (Article)[J]. Journal of Development Economics, 2018, 133: 306-325.

[24] DUQUE V, GILRAINE M. Coal use, air pollution, and student performance[J]. Journal of Public Economics, 2022, 213: 104712.

[25] EBENSTEIN A, FAN M Y, GREENSTONE M, et al. Growth, pollution, and life expectancy: China from 1991—2012[J]. American Economic Review, 2015, 105(5): 226-231.

[26] EBENSTEIN A, FAN M Y, GREENSTONE M, et al. New evidence on the impact of sustained exposure to air pollution on life expectancy from China's Huai River policy[J]. Proceedings of the National Academy of Sciences of the United States of America, 2017, 114(39): 10384-10389.

[27] FAN M Y, HE G J, ZHOU M G. The winter choke: coal-fired heating, air pollution, and mortality in China[J]. Journal of Health Economics, 2020, 71: 102316.

[28] FREYALDENHOVEN S, HANSEN C, PÉREZ J P. Visualization, identification, and estimation in the linear panel event-study design[R]. National Bureau of Economic Research, 2021.

[29] GELMAN A, IMBENS G. Why high-order polynomials should not be used in regression discontinuity design[R]. National Bureau of Economic Research, 2014.

[30] GODZINSKI A, CASTILLO M S. Disentangling the effects of air pollutants with many instruments[J]. Journal of Environmental Economics and Management, 2021, 109: 102489.

[31] GRAFTON R Q, KOMPAS T, LONG N V, et al. US biofuels subsidies and CO_2 emissions: an empirical test for a weak and a strong green paradox[J]. Energy Policy, 2014, 68: 550-555.

[32] GREENSTONE M, HANNA R. Environmental regulations, air and water pollution, and infant mortality in India[J]. American Economic Review, 2014, 104(10): 3038-3072.

[33] HE G J, FAN M Y, Zhou M G. The effect of air pollution on mortality in China: evidence from the 2008 Beijing Olympic Games[J]. Journal of Environmental Economics and Management, 2016, 79: 18-39.

[34] HERTEL T W, GOLUB A A, JONES A D, et al. Effects of US maize ethanol on global land use and greenhouse gas emissions: estimating market-mediated responses[J]. BioScience, 2010, 60(3): 223-231.

[35] HEYES A, ZHU M Y. Air pollution as a cause of sleeplessness: social media evidence from a panel of Chinese cities[J]. Journal of Environmental Economics and Management, 2019, 98: 102247.

[36] HOLLAND S P, HUGHES J E, KNITTEL C R. Greenhouse gas reductions under low carbon fuel standards? [J]. American Economic Journal: Economic Policy, 2009, 1(1): 106-146.

[37] HOLLINGSWORTH A J, KONISKY D M, ZIROGIANNIS N. The health consequences of excess emissions: evidence from Texas[J]. Journal of Environmental Economics and Management, 2021, 108: 102449.

[38] IBRAHIM R L, AJIDE K B, USMAN M, et al. Heterogeneous effects of renewable energy and structural change on environmental pollution in Africa: do natural resources and environmental technologies reduce pressure on the environment? [J]. Renewable Energy, 2022, 200: 244-256.

[39] IMBENS G, KALYANARAMAN K. Optimal bandwidth choice for the regression discontinuity estimator[J]. The Review of Economic Studies, 2012, 79(3): 933-959.

[40] JANKE K. Air pollution, avoidance behaviour and children's respiratory health: evidence from England[J]. Journal of Health Economics, 2014, 38: 23-42.

[41] JANS J, JOHANSSON P, NILSSON J P. Economic status, air quality, and child health: evidence from inversion episodes[J]. Journal of Health Economics, 2018, 61: 220-232.

[42] KNITTEL C R, MILLER D L, SANDERS N J. Caution, drivers! Children present: traffic, pollution, and infant health[J]. The Review of Economics and Statistics, 2016, 98(2): 350-366.

[43] KUMAR A, YANG T, SHARMA M P. Long-term prediction of greenhouse gas risk to the Chinese hydropower reservoirs[J]. Science of the Total Environment, 2019, 646: 300-308.

[44] LELIEVELD J, EVANS J S, FNAIS M, et al. The contribution of outdoor air pollution sources to premature mortality on a global scale[J]. Nature, 2015, 525(7569): 367-371.

[45] LIAO L L, DU M Z, CHEN Z F. Air pollution, health care use and medical costs: evidence from China [J]. Energy Economics, 2021, 95: 105132.

[46] LIPP J. Lessons for effective renewable electricity policy from Denmark, Germany and the United Kingdom [J]. Energy Policy, 2007, 35 (11): 5481-5495.

[47] LUECHINGER S. Air pollution and infant mortality: a natural experiment from power plant desulfurization [J]. Journal of Health Economics, 2014, 37: 219-231.

[48] MARGARYAN S. Low emission zones and population health[J]. Journal of Health Economics, 2021, 76: 102402.

[49] MARQUES A C, FUINHAS J A, MANSO J R P. Motivations driving renewable energy in European countries: a panel data approach[J]. Energy Policy, 2010, 38(11): 6877-6885.

[50] PAN S. Health, air pollution, and location choice[J]. Journal of Environmental Economics and Management, 2023, 119: 102794.

[51] POPE III C A, BURNETT R T, THUN M J, et al. Lung cancer, cardiopulmonary mortality, and long-term exposure to fine particulate air pollution[J]. JAMA,

2002, 287(9): 1132-1141.

[52] RAFIQ S, RAHMAN M H. Healthy air, healthy mom: experimental evidence from Chinese power plants[J]. Energy Economics, 2020, 91: 104899.

[53] RAJAGOPAL D, HOCHMAN G, ZILBERMAN D. Indirect fuel use change (IFUC) and the lifecycle environmental impact of biofuel policies[J]. Energy Policy, 2011, 39(1): 228-233.

[54] SEARCHINGER T, HEIMLICH R, HOUGHTON R A, et al. Use of U.S. croplands for biofuels increases greenhouse gases through emissions from land-use change[J]. Science, 2008, 319(5867): 1238-1240.

[55] SUN C W, ZHAN Y H, DU G. Can value-added tax incentives of new energy industry increase firm's profitability? Evidence from financial data of China's listed companies[J]. Energy Economics, 2020, 86: 104654.

[56] SUNG B, SONG W Y. How government policies affect the export dynamics of renewable energy technologies: a subsectoral analysis[J]. Energy, 2014, 69: 843-859.

[57] TANAKA S. Environmental regulations on air pollution in China and their impact on infant mortality[J]. Journal of Health Economics, 2015, 42: 90-103.

[58] THOMPSON W, WHISTANCE J, MEYER S. Effects of US biofuel policies on US and world petroleum product markets with consequences for greenhouse gas emissions[J]. Energy Policy, 2011, 39(9): 5509-5518.

[59] VACHON S, MENZ F C. The role of social, political, and economic interests in promoting state green electricity policies[J]. Environmental Science and Policy, 2006, 9: 652-662.

[60] WANG M, ZHAO J H. Are renewable energy policies climate friendly? The role of capacity constraints and market power[J]. Journal of Environmental Economics and Management, 2018, 90: 41-60.

[61] WANG Q Y, WANG X B, YAN Q H, et al. Heavy industry regulations, hospitalization, and medical expenditures: evidence from micro-level medical records in a northeast Chinese city[J]. Energy Economics, 2024, 129: 107248.

[62] WANG Q Y, XU X D, LIANG K P. The impact of environmental regulation on firm performance: evidence from the Chinese cement industry[J]. Journal of

Environmental Management, 2021, 299: 113596.

[63] WANG Y P, YAN Q, LUO Y F, et al. Carbon abatement of electricity sector with renewable energy deployment: evidence from China[J]. Renewable Energy, 2023, 210: 1-11.

[64] WARD C J. It's an ill wind: the effect of fine particulate air pollution on respiratory hospitalizations[J]. Canadian Journal of Economics, 2015, 48(5): 1694-1732.

[65] XIE J B, FU J X, LIU S Y, et al. Assessments of carbon footprint and energy analysis of three wind farms[J]. Journal of Cleaner Production, 2020, 254: 120159.

[66] XIE T T, YUAN Y, ZHANG H. Information, awareness, and mental health: evidence from air pollution disclosure in China[J]. Journal of Environmental Economics and Management, 2023, 120: 102827.

[67] XU K, CHANG J F, ZHOU W J, et al. A comprehensive estimate of life cycle greenhouse gas emissions from onshore wind energy in China[J]. Journal of Cleaner Production, 2022, 338: 130683.

[68] YANG M Z, CHOU S Y. The impact of environmental regulation on fetal health: evidence from the shutdown of a coal-fired power plant located upwind of New Jersey[J]. Journal of Environmental Economics and Management, 2018, 89: 94-115.

[69] ZHANG X, CHEN X, ZHANG X B. The impact of exposure to air pollution on cognitive performance[J]. Proceedings of the National Academy of Sciences of the United States of America, 2018, 115(37): 9193-9197.

[70] ZHANG X, ZHANG X B, CHEN X. Happiness in the air: how does a dirty sky affect mental health and subjective well-being?[J]. Journal of Environmental Economics and Management, 2017, 85: 81-94.

[71] ZIVIN J S G, KOTCHEN M J, MANSUR E T. Spatial and temporal heterogeneity of marginal emissions: implications for electric cars and other electricity-shifting policies[J]. Journal of Economic Behavior and Organization, 2014, 107: 248-268.

[72] 仓定帮,魏晓平,曹明,等.基于能源替代与环境污染治理的两阶段经济增长路径

研究[J].中国管理科学,2020,28(9):146-153.

[73] 常桂秋,潘小川,谢学琴,等.北京市大气污染与城区居民死亡率关系的时间序列分析[J].卫生研究,2003,32(6):565-568.

[74] 陈军,李世祥.中国煤炭消耗与污染排放的区域差异实证[J].中国人口·资源与环境,2011,21(8):72-79.

[75] 陈清如.21世纪的洁净煤炭能源[C]//中国煤炭学会发展洁净煤技术,提高煤炭企业竞争力学术研讨会论文集.北京:中国煤炭学会,2001:11-14,10.

[76] 陈硕,陈婷.空气质量与公共健康:以火电厂二氧化硫排放为例[J].经济研究,2014,49(8):158-169.

[77] 顾元媛,沈坤荣.地方官员创新精神与地区创新:基于长三角珠三角地级市的经验证据[J].金融研究,2012,(11):89-102.

[78] 郭云涛.中国煤炭中长期供需分析与预测[J].中国煤炭,2004,(10):20-23.

[79] 郝成亮.我国煤炭清洁高效利用现状与未来发展方向研究[J].煤炭经济研究,2022,42(12):38-42.

[80] 郝吉明,王金南,王志轩,等.中长期煤利用中大气污染控制技术路线[J].中国工程科学,2015,17(9):42-48.

[81] 胡泊,辛颂旭,白建华,等.我国太阳能发电开发及消纳相关问题研究[J].中国电力,2013,(1):1-6.

[82] 贾健,阚海东,陈秉衡,等.上海市闸北区大气污染与死亡率的病例交叉研究[J].环境与健康杂志,2004,21(5):279-282.

[83] 焦红光,胡正彬.浅谈我国燃煤污染危害及其防治[J].选煤技术,2004,(2):3-6.

[84] 荆全忠,苏同营.基于灰色理论的煤炭需求预测模型研究[J].山东科技大学学报(自然科学版),2004,23(1):91-93.

[85] 李德波,叶旭东,柳春明.2010年和2020年全国煤炭需求预测[J].煤炭经济研究,2006,(9):11-13,17.

[86] 李东雄,陈昌和.煤燃烧与污染控制技术的进展[J].电力学报,2001,(01):27-31.

[87] 李莉,雷涯邻,吴三忙,等.我国煤炭消费产生的温室气体和大气污染排放研究.华北水利水电大学学报(自然科学版),2021,42(6):81-85.

[88] 林伯强,魏巍贤,李丕东.中国长期煤炭需求:影响与政策选择[J].经济研究,2007,42(2):48-58.

[89] 刘聚明,王志伟.内蒙地区燃煤电厂生命周期温室气体排放分析[J].环境与发展,2014,(6):60-63.

[90] 刘文君,张莉芳.绿色证书交易市场及其运行效果量化评价[J].中国石油大学学报(社会科学版),2022,38(2):9-18.

[91] 刘晓莉,李红,孟紫强.$PM_{2.5}$对大鼠心、肺、睾丸的氧化损伤作用[J].中国环境科学,2005,25(2):160-164.

[92] 龙如银,董洁.煤炭企业实施绿色开采的博弈分析及政策建议[J].中国矿业,2005,14(2):17-20.

[93] 缪协兴,钱鸣高.中国煤炭资源绿色开采研究现状与展望[J].采矿与安全工程学报,2009,26(1):1-14.

[94] 牟初夫,王礼茂,屈秋实,等.主要新能源发电替代减排的研究综述[J].资源科学,2017,39(12):2323-2334.

[95] 牟敦果,林伯强.中国经济增长,电力消费和煤炭价格相互影响的时变参数研究[J].金融研究,2012(6):42-53.

[96] 倪维斗,陈贞.煤的清洁高效利用是中国低碳经济的关键[J].太原理工大学学报,2010,41(5):454-458,463.

[97] 聂龑,吕涛.考虑环境成本的燃煤发电与光伏发电成本比较研究[J].中国人口·资源与环境,2015,25(11):88-94.

[98] 潘玲颖,麻林巍,周喆,等.2030年中国煤电SO_2和NO_x排放总量的情况研究[J].动力工程学报,2010,(5):378-383.

[99] 濮洪九.洁净煤技术产业化与我国能源结构优化[J].煤炭学报,2002,(1):1-5.

[100] 任世华,曲洋.煤炭与新能源深度耦合利用发展路径研究[J].中国能源,2020,42(5):20-23,47.

[101] 舒歌平,陈鹏,杜淑凤.从煤焦油中制取2,6-二烷基萘的研究与应用市场[J].洁净煤技术,1998,(4):27-30.

[102] 宋静怡,林朋飞,张珍珍,等.新能源发电全生命周期评价及环境协同发展——以甘肃省新能源发电为例[J].中国资源综合利用,2020,38(3):170-175.

[103] 孙志豪,崔燕平.$PM_{2.5}$对人体健康影响研究概述[J].环境科技,2013,26(4):75-78.

[104] 汪海平,王庆,兰永伟.煤矿的绿色开采[J].煤炭技术,2007,(9):51-53.

[105] 王东,蔡恒,崔春红,等.镉染毒大鼠胚胎神经上皮中Zic2蛋白的表达[J].环境

与健康杂志,2008,25(10):861-863.

[106] 王立杰,孙继湖.基于灰色系统理论的煤炭需求预测模型[J].煤炭学报,2002,(3):333-336.

[107] 王淑英.煤对中国大气污染的影响及对策[J].洁净煤技术,2005,11(1):69-72.

[108] 王妍,李京文.我国煤炭消费现状与未来煤炭需求预测[J].中国人口·资源与环境,2008,(3):152-155.

[109] 王茵.我国光伏产业的财政补贴政策效应[J].中共浙江省委党校学报,2016,32(2):113-121.

[110] 夏德建,任玉珑,史乐峰.中国煤电能源链的生命周期碳排放系数计量[J].统计研究,2010(8):82-89.

[111] 肖先勇,郑子萱."双碳"目标下新能源为主体的新型电力系统:贡献,关键技术与挑战[J].工程科学与技术,2022,54(1):47-59.

[112] 谢和平,刘虹,吴刚.经济对煤炭的依赖与煤炭对经济的贡献分析[J].中国矿业大学学报(社会科学版),2012,14(3):1-6.

[113] 谢和平,刘虹,吴刚.经济对煤炭的依赖与煤炭对经济的贡献分析[J].中国矿业大学学报(社会科学版),2012,14(3):1-6.

[114] 谢和平,任世华,谢亚辰,等.碳中和目标下煤炭行业发展机遇[J].煤炭学报,2021,46(7):2197-2211.

[115] 谢和平,王金华,王国法,等.煤炭革命新理念与煤炭科技发展构想[J].煤炭学报,2018,43(5):1187-1197.

[116] 谢和平,吴立新,郑德志.2025年中国能源消费及煤炭需求预测[J].煤炭学报,2019,44(7):1949-1960.

[117] 叶大武.发展动力煤洗选与加工的政策建议[J].选煤技术,2001,(5):1-3.

[118] 于随然,李鹞.中国光伏系统的生命周期评价[J].环境工程,2014,32(10):119-124.

[119] 余江,张凤青.煤炭消费对中国$PM_{2.5}$污染影响的实证分析[J].生态经济,2016,32(7):163-167.

[120] 余明桂,回雅甫,潘红波.政治联系、寻租与地方政府财政补贴有效性[J].经济研究,2010,45(3):65-77.

[121] 於方,过孝民,张衍燊,等.2004年中国大气污染造成的健康经济损失评估[J].环境与健康杂志,2007(12):999-1003.

[122] 曾贤刚,蒋妍.空气污染健康损失中统计生命价值评估研究[J].中国环境科学,2010,30(2):284-288.

[123] 张保留,洪洁,罗宏.煤炭消费结构对中国大气污染的影响及对策建议[J].中国煤炭,2015,41(7):9-14.

[124] 张宏,李仲学.煤炭需求影响因素及情景分析[J].煤炭学报,2007,(5):557-560.

[125] 张雅娟,王铮,李双成.能源电力系统转型对中国环境影响评估[J].资源科学,2023,45(9):1830-1843.

[126] 张优智.中国能源消费与经济增长关系实证研究[J].价格月刊,2012,(8):72-75.

[127] 郑欢.中国煤炭产量峰值与煤炭资源可持续利用问题研究[D].西南财经大学,2014.

[128] 支国瑞,杨俊超,张涛,等.我国北方农村生活燃煤情况调查、排放估算及政策启示[J].环境科学研究,2015,28(8):1179-1185.

[129] 朱法华,王临清.煤电超低排放的技术经济与环境效益分析[J].环境保护,2014,(21):28-33.